発達障害の子の療育が全部わかる本

言語聴覚士・社会福祉士
原 哲也

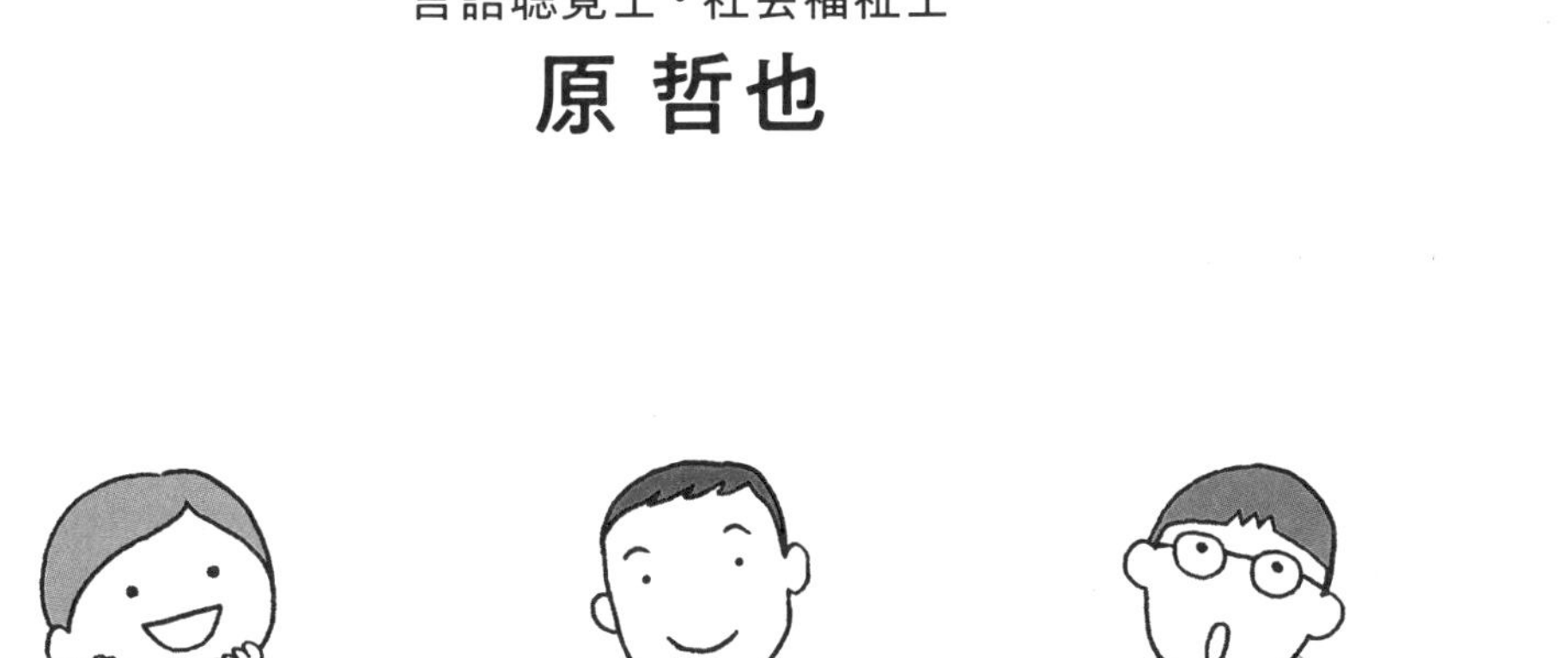

kokoro library

講談社

まえがき

発達障害や療育ということばは今ではお馴染みになりました。しかし、意味については「なんとなく知っているけれど、ちゃんとは知らない」という方が多いのではないでしょうか。ですから、わが子が発達障害かもしれないとなったとき、大抵の方は「さて何をどうしたらいいのかわからない」と戸惑います。

この本はそのような保護者の方に向けて、書きました。

この本は、わが子の発達障害に初めて向き合う保護者の方が、発達障害や療育をめぐるさまざまな事項について、おおまかに知ることができるようになっています。

- 発達障害とは何か
- 療育とはどんなものか
- 療育は実際に何をするのか
- 保護者は何をしてあげられるのか
- 発達障害のある子のための支援の制度

- 進学・就職のこと
- お金のこと

療育は18歳までが対象です。本書は18歳までの療育期を中心に、乳幼児期から生涯にわたって発達障害のある子に必要な情報をできるだけ幅広く載せ、「1冊で全部わかる」ことをめざしました。

前記の項目はそれぞれ何冊も本が書けるほどの内容がありますが、本書はそのなかで保護者に必要になること、保護者が知りたいと思われることを選んで、1冊に詰め込みました。発達障害のある子を育てる保護者の「どうすりゃいいの?」にこたえる本、「療育のすべてがわかる辞書」というのが本書のコンセプトです。

全体像を知るために最初から読んでもいいですし、「就学のことが知りたい」とその項目だけ読んでもらうのもいいと思います。

制度については詳しい内容よりも、どこに問い合わせればいいかがわかることを意識しました。

制度は地域ごとに異なりますし、また、制度はどんどん変わるので、いずれにせよ該当窓口に問い合わせる必要があるからです。

自ら求めていかないと福祉・支援が得られないことがあるのも事実です。この本でこういう制度があるのだ、こういう支援があるのだと知っていただいて、必要な福祉・支援を受けていただきたいと思います。

私はふだんは発達支援事業所を運営し、言語聴覚士として臨床も行っています。これまで5000件以上の相談を受け、たくさんの発達障害のある子どもと保護者と関わってきました。

保護者の方はお子さんを思い、でも大変な「発達障害のある子の子育て」で自分自身の辛さも抱えながら、懸命に療育に取り組んでおられます。私はその姿を見ながら、発達障害のある子とともに暮らし、生きていく保護者の方を応援したい、と心から思うようになりました。

保護者には、療育を始めたもののこれから何がどうなるか全くわからない不安のなかにいる。そういう方がたくさんおられます。

人間、先が全く見えないと力が出ないものです。

この本で、これからどういうことに出会うか、出会う場面で何を考えたらいいかがわかって、それが発達障害のある子を育てる保護者の力になったら、こんなに嬉しいことはありません。

原　哲也

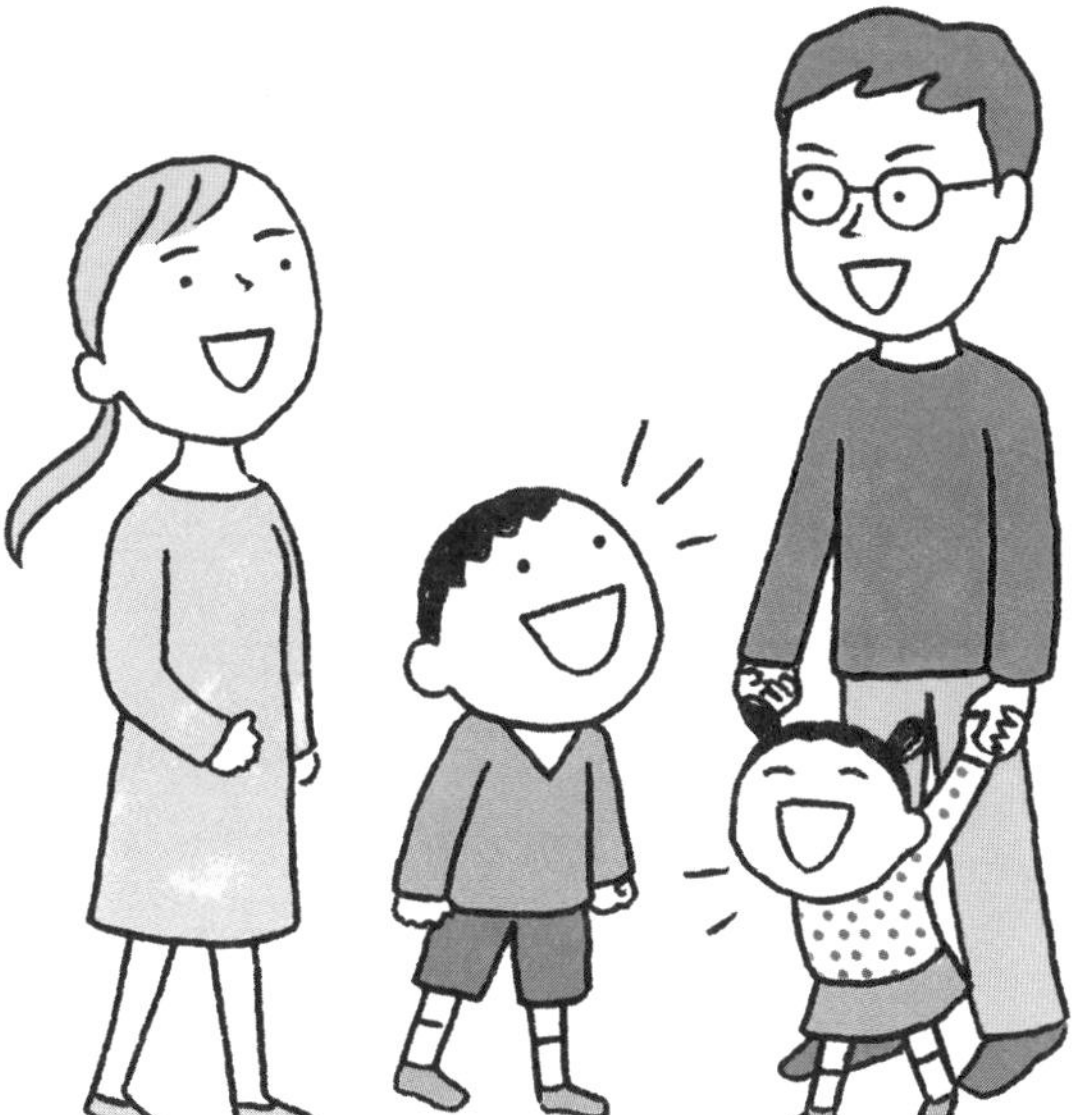

目次

第2章 療育の制度と発達障害のある子への支援 …… 31

第3章 療育ってどんなことをするの？ 67

第4章 家庭での療育 93

第1章 うちの子に療育が必要？

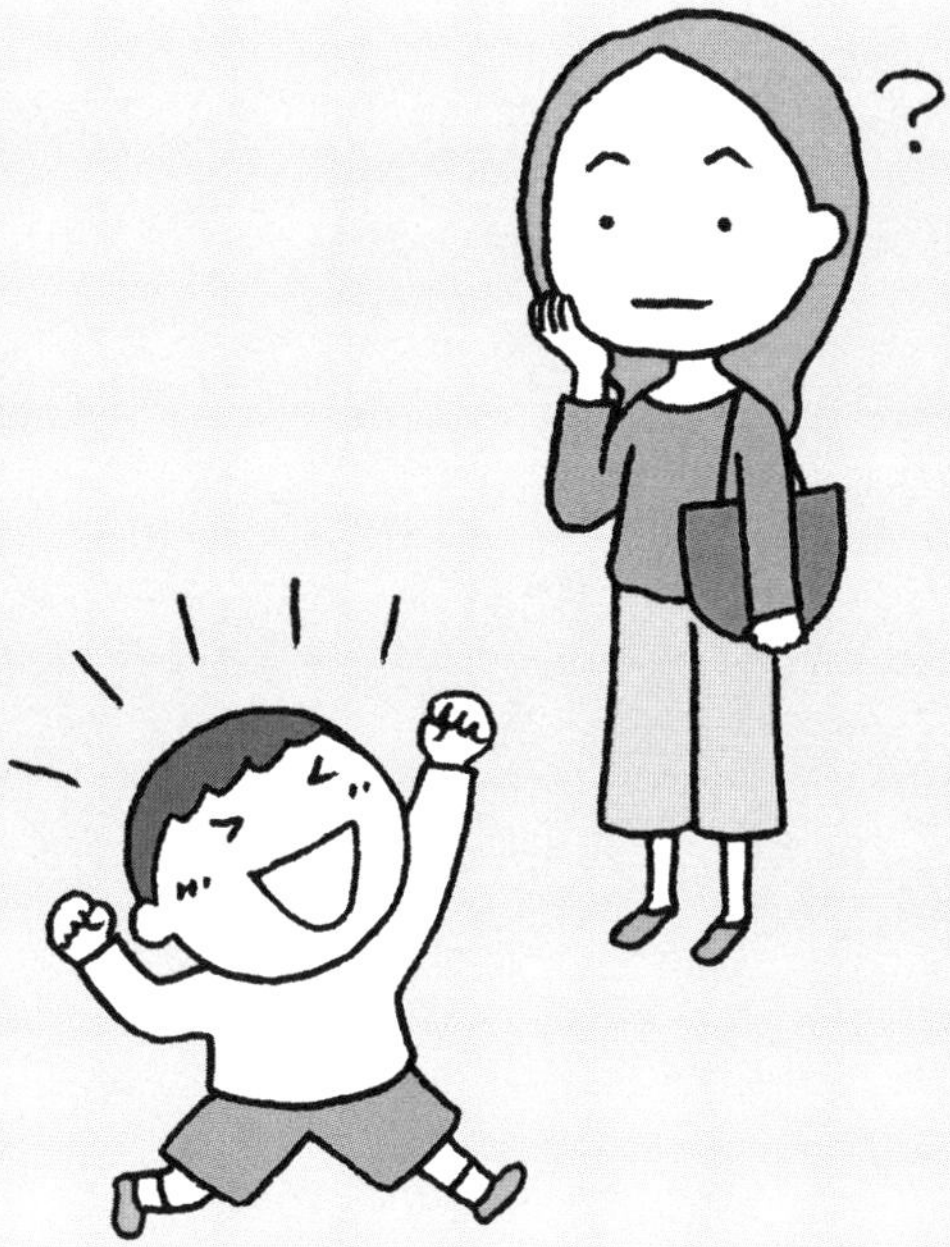

1-1 発達障害とは

発達障害は3種類の障害の総称

発達障害は①自閉症スペクトラム（ASD）、②ADHD（注意欠如・多動症）、③学習障害（LD）の3つの障害の総称です（図1-1）。「発達障害」という診断名はありません。

3つの障害はそれぞれ症状も対処法も全く異なる別々の障害です。

これらは単独で現れることもありますが、いくつかの障害が併存することもあります（たとえばASDとADHD）。

発達障害のある人には、生まれつき定型発達の人とは異なる脳の機能の特性があります。

そしてその脳の特性がさまざまな「症状」をも

図 1-1【発達障害の種類】

診断名（略称）	自閉症スペクトラム（ASD）	注意欠如・多動症（ADHD）	学習障害（LD）
特徴	●人との関わり、コミュニケーションが難しい ●興味や活動の幅がとても狭い ●特定のものへのこだわりが強い	●不注意（集中力が続かない、気が散りやすい、忘れっぽい） ●多動性（じっとしていられない、しゃべりっぱなし） ●衝動性（おこりっぽい）	●知的な発達の遅れがないのに、聞く、話す、読む、書く、計算、推論するという6つの力のうち、特定のものが身につかない 例：耳から聞いたのでは話が理解できない。推論ができない。
備考	●言葉の遅れや知的障害を伴うことが多いが、知的障害がない場合もある ●数学、芸術など何かの分野に突出した才能を示すケースもある	●どの特徴が強いかで①不注意型、②多動・衝動型、③混合型（不注意と多動・衝動型）がある ●③混合型が最も多い	●読む、書くについての障害が多い

たらし、それが「落ち着きがない」「こだわりがある」「切り替えが苦手」「人との関わりが苦手」などの特徴につながり、そのために生活のしづらさ（＝生活障害）が起きます。

育て方によるものではない

発達障害は生まれつきの脳の特性によるものであって、親の育て方や環境によるものではありません。

発達障害は知的障害とは異なります。知能指数が高い人にも発達障害のある人はいます。

全国の公立小中学校の児童生徒のうち、6・5％に発達障害の可能性があるとされます（2012年の文部科学省調査による）。

そして定型発達と発達障害は地続きです。

たとえば落ち着きがない等の特徴は、定型発達の子どもにも普通にみられ、それらが単なる性格であることも多いのです。

「発達障害かどうか」の基準は「生活障害がある か」です。

その特徴のせいで生活がしにくい、困ることが多い場合に「発達障害」と考えます。生活障害がどれだけあったら発達障害かという明確な線引きはできるものではなく、「発達障害」を確定することはそもそも難しいのです。

大事なことは「発達障害かどうか」ではなくて、「今のその状態にどう対応するか」です。診断名はその子に関わるさまざまな人が、本人にとってよりよい対応を探す大きな手がかりのひとつなのです。

発達障害のある子には図のような特徴があります（図1-2）。

感覚過敏に代表される感覚調整障害は、偏食などの生活障害を引き起こします。

ことばの理解や表現の遅れ、発達の遅れ、人に関心が向きにくいなど、ことばやコミュニケーションの問題が生じる子どももいます。

部分だけに注目してしまい、出来事の意味を断片的にしか理解できないことがあります。

次に起こることを予測するのが苦手で、切り替えがうまくできないことがあります。

実行機能障害のため、ものごとを遂行するのが難しく、途中で最初の目的を忘れることがあります（たとえば、ごみを捨てるために立ったのに、途中で見かけた本を読みだし、ごみは床に置いたままで忘れてしまう、など）。

これらの特徴は発達障害がある子どもすべてにみられるわけではありません。どれかの特徴があれば必ず発達障害であるということでもありません。

図 1-2【発達障害のある子の特徴】

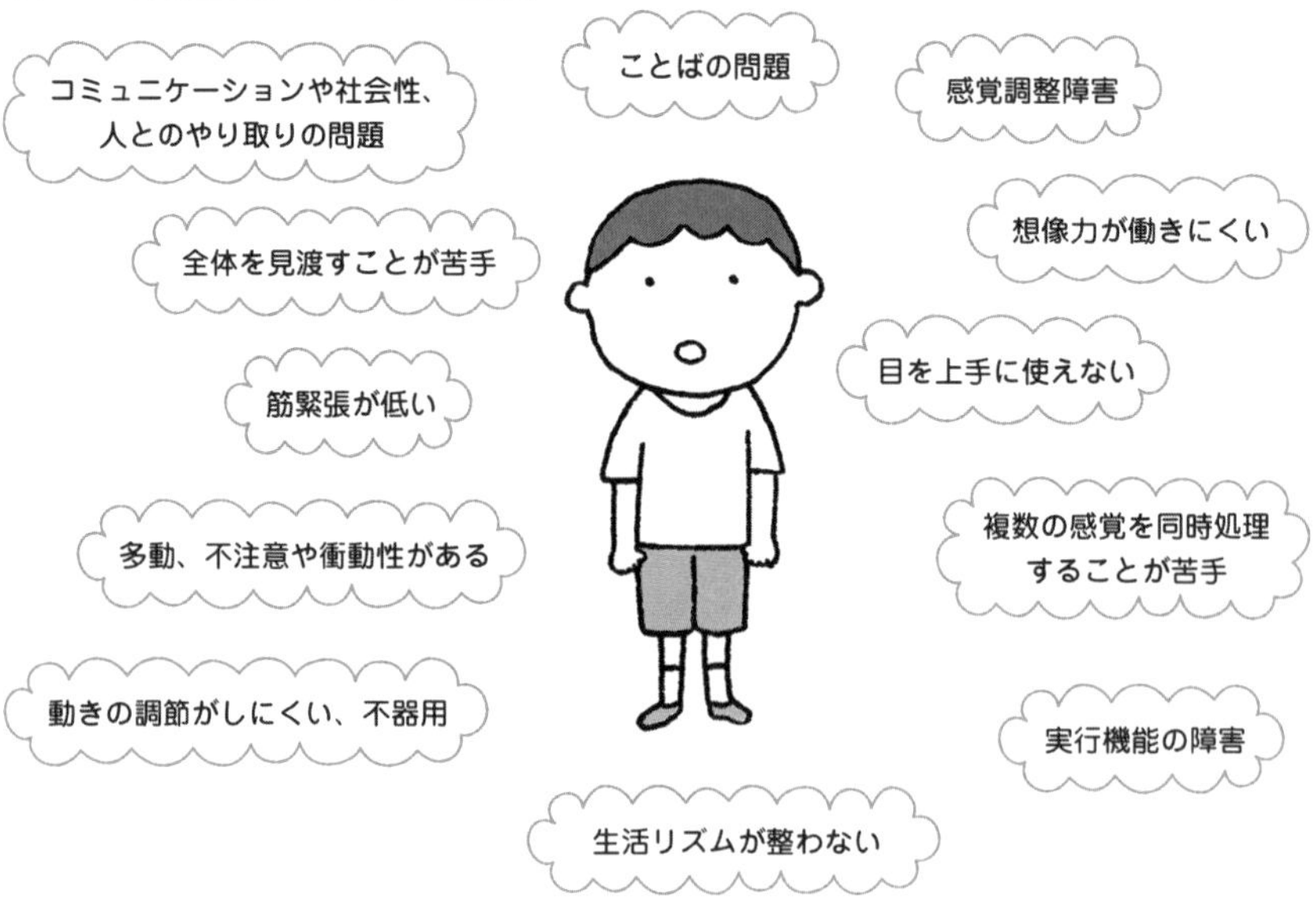
ことばの問題
コミュニケーションや社会性、人とのやり取りの問題
感覚調整障害
想像力が働きにくい
全体を見渡すことが苦手
目を上手に使えない
筋緊張が低い
複数の感覚を同時処理することが苦手
多動、不注意や衝動性がある
動きの調節がしにくい、不器用
実行機能の障害
生活リズムが整わない

1-2 「療育」とは

発達の特徴が生活障害を引き起こす

発達障害のある子のさまざまな特徴（P14）は、生活上の困難、生活のしにくさ（生活障害）につながります。

発達障害のある子は、相手の気持ちを察する、衝動を抑えてふるまう、ことばの裏の意味を察する等のことができないために、なかなか人と良好な関係を築けません。自閉症スペクトラムの場合、そもそも人に関心が向かないこともあります。

・感覚過敏で不快なことが多く落ち着けない。
・過敏ゆえにものや人や場所への拒否・回避が多く、生活が制限され、経験が広がらない。
・先の見通せない不安からくる常同行動やこだわり行動は、周りからは奇異の目で見られる。
・ものごとを計画し実行する能力（実行機能）が働かず、やろうとすることができない。
・不器用で運動が苦手なので日常の動作がうまくできない。
・癇癪、多動、他害は非難される。

これらは特性からくる、本人には「どうしようもない行動」なのですが、それは理解されず、ただただ叱責され嘲笑され非難されてしまいます。

発達障害のある子は不安・ストレス、疎外感のなかで自分は「ダメな人間だ」と感じ、自己肯定感を失い、ときにうつ病等の二次障害も起きます。

できるだけこれらの生活障害を軽減したい。

そのために行われるのが、療育（治療と教育）です。

適切な理解と対応で予防・軽減できる

療育では、生活障害を軽減するために、

①発達障害のある子を理解し、

②その理解に基づいてその子に必要なことをその子に適した方法で教えていきます。

そもそも発達障害のある子は、その子の特性の理解の上にたって教えられない限り、ほとんど何も学べません。

「わからない」のですから、いくら怒鳴っても効果はありません。

子どもの理解と子どもに適した方法をみつけるには、専門家の支援が重要です。

療育の専門家である医師（児童精神科医、発達障害の診療を標榜する小児科医、心療内科医）、公認心理師、臨床心理士、作業療法士、言語聴覚士などが発達特性についての知識と経験に基づいて「その子を」診て「その子の」特徴を判断し、「その子に」合った対応や方法を提案します。

そうして適切に働きかけを続けることで、生活障害は減っていきます。

脳の生まれつきの特性からくる発達障害の特徴そのものを変える方法はまだ確立されていませんが、特性からくる生活障害は、療育によって予防・軽減することが十分に可能なのです。

適期に適切に療育を受けて生活障害をどれだけ小さくできるかが、その子の将来を左右します。

療育で生活障害を軽減し、子どもが安心感を得られるよう、生きる喜びを感じる経験が積めるようにしましょう。そして、家族や仲間への信頼とつながりを育みましょう。それが療育です。

1-3 発達障害かもしれないと思ったら

発達障害に気づく

さまざまな特徴のために、発達障害のある子（人）には図1-3のような特徴的な行動や様子がみられます。

もちろん、これらの状態があるからといって即、発達障害というわけではありません。

特に、乳幼児期には定型発達の子どもでも指さしをしなかったり、反応が乏しい子どもはたくさんいます。ただ、その状況が2～3歳ころまで続くようならば、気をつけてほしいと思います。

その場合でも、乳幼児の成長変化は激しいので、医師や専門職もその時点では判断せず、しばらく経過をみることが多いです。

図1-3【発達障害の特徴的な行動や様子】

時期	特徴的行動や様子
乳児期	身体がぐにゃぐにゃ、視線が合わない、指さししない、微笑まない、働きかけに声や表情で応じない ひとつのおもちゃに固執する
幼児期	ことばを話さない、働きかけに応じない、模倣をしない 人見知り、場所見知りがひどい、やたらに動き回る、周囲への興味が少ない、友だち関係が成立しにくい 危険の認知が全くできない、着席できない
学童期	着席が難しい、忘れ物が多い、学習の積み重ねが困難 集中が続かない、友だち関係が成立しにくい、興味の幅が狭い 字が読めない、書けない、計算ができない
思春期	クラスで孤立する、友だち関係の形成が難しい、先生との折り合いが難しい、コミュニケーションが取りにくい、忘れ物が多い、片づけが苦手
青年期 成人期	友だちができない。大学の授業の取り方が全くわからない 上司からの叱責。物忘れ。片づけができない 子どもをうまく育てられない。家事がうまく段取りできない

気をつけたいのは知能の高い発達障害の子です。

発達障害の症状があっても学業に問題がないと「変わった人」とだけとらえられ、対応がなされない傾向があります。

そして大学生や社会人になるころになって、環境に適応しきれなくなって初めて受診することがよくあります。

発達障害は知能とは別なので、生活での困り感がある場合には、ぜひ早めに医師か専門職を訪れてほしいと思います。

また、ＡＤＨＤでは不注意（整理や順序だてて作業ができない）、自閉症スペクトラムでは話さない、おとなしい、目立たないという形で症状が現れる子は、周りの困り度が比較的低く、そのため、発達障害と気づくのが遅れる傾向があります。特に女児に多く見られます。気をつけたいところです。

適期に療育を始めるために専門家に相談を

なんとなく発達が気になる、という段階では相談をためらう方も多いです。

しかし、もし発達障害であるなら適期に療育を始めることはとても大事です。

いきなり医師や専門職に相談しないとしても、乳幼児健診のときの保健師や幼稚園・保育園・学校等の先生、行政の発達相談など、機会をみつけてまずは相談してほしいのです（図１－４）。

相談して保護者の気持ちが少しでも軽くなること、困ったら相談できるところを作っておくことは、とても大事なことです。

その上で、状況に応じて医師か専門職に実際にお子さんを診てもらいましょう。児童発達支援センターには嘱託医が配置されていますし、児童発達支援事業所には、保健・教育・医療・福祉の業務経験を積んだ児童発達支援管理責任者がいます。発達障害者支援センターには社会福祉士がいます。すべての施設に専門医や言語聴覚士といった児童発達支援の専門職が常駐しているわけではありませんが、何らかの形で専門職につないでくれます。

療育開始の目安ですが、生活リズムがとても乱れている、ことばが全く出ない、自傷・他害が激しい、とても育てにくいという場合は2歳ころまでに、家庭での生活はある程度できて会話も成り立つが入園後、対人関係の発達などが気になってきた場合は3〜4歳ころまでに療育を始めたい、と私は考えています。

図 1-4【発達について相談できるところ】

医師	児童精神科・発達障害を標榜する小児科、心療内科	
発達支援機関	児童発達支援センター 児童発達支援事業所 発達障害者支援センター	専門職が所属もしくは専門職につないでくれる
関係諸機関	乳幼児健診の保健師 子育て支援センター 幼稚園・保育園・小学校の先生 保健所・保健センター 児童相談所・児童相談センター 福祉事務所 市区町村の児童家庭相談窓口（子ども課、家庭相談課等の名称） 特別教育支援コーディネーター（学校に配置） 市区町村窓口（児童福祉関係課、障害福祉関係課、子ども関係課）	状況に応じて専門職を紹介

1-4 医療機関を受診する

診断名は絶対ではない

受診科は児童精神科か発達障害の診察を標榜する小児科、心療内科になりますが、専門医が少なく、受診まで数ヵ月待ちのこともあります。

医師は、子どもの観察と成育歴などについての問診をもとに診断基準を用いて診断し、診断名(自閉症スペクトラム等)をつけます。

診断に用いる診断基準や診察方法、子どもが示す行動特性の解釈などの違いから、医師によって診断名が異なることがあります(A医師は自閉症スペクトラム、B医師は発達障害ではない等)。

医療機関にしかできないこと

発達障害の相談先はいくつかありますが、医療機関(医師)にしかできないことがあります。それは、次の2つです。

・診断名をつけること

・投薬

ほかの発達障害児支援の専門家や専門職、特別支援教育関係者などが、診断名をつけることはありません。各種手帳や手当、受給者証を申請する際などには、医師の診断書が必要です(図1-5)。

医療機関での療育には、専門医が関わるため、次のような特色があります。

①医師を中心に各領域の専門スタッフによるチー

ムでの療育ができる

②発達障害のある子の乳児から成人までの長期の経過を経験している

③多くの事例を扱っている

④最新情報を持っている

⑤投薬を含めて方法を選択できる

⑥健康保険が使える

診断前療育の可能性

乳幼児期には受診をためらう方が多いです。2～3歳までは成長が急で、受診してもある程度長期にわたって経過をみないと診断がつかない場合が多いので、**診断を受けずに療育を始めて、様子をみることもひとつの道です。**これを、「診断前療育」と言うことがあります。

図1-5【診断書が必要なとき】

18歳まで
● 精神障害者保健福祉手帳の取得（全年齢対象）
● 特別児童扶養手当の受給
《市区町村によっては必要》
● 通所受給者証の取得
● 特別支援学級等への就学

18歳以上
● 障害者総合支援法によるさまざまな福祉サービスを受けるとき
● 障害基礎年金の受給（20歳以上）
● 就労支援（障害者枠での雇用を含む）
● 特別障害者手当の受給

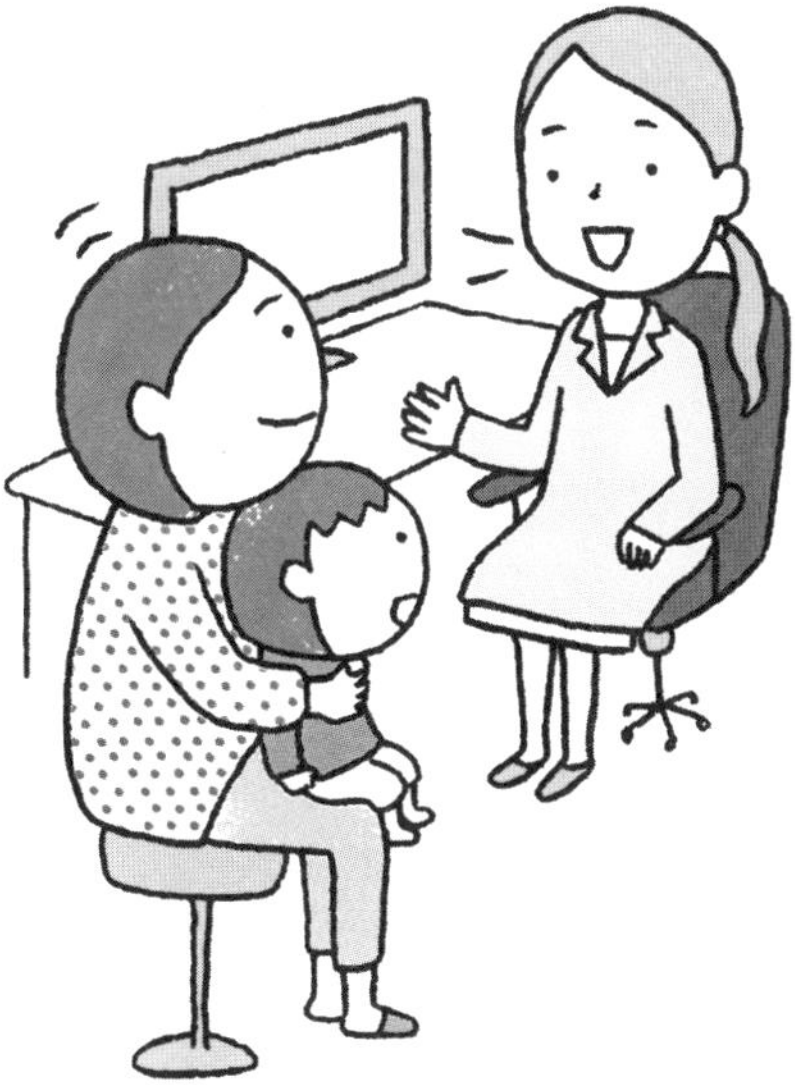

1-5 受診するかしないか

診断名がつくことへの不安

自分の子が発達障害ではないか、と思いつつも、受診をためらう方もいます。

過剰診断や誤診の可能性が皆無ではありませんし、診断名がつくことへの不安もあるでしょうから、受診をためらう気持ちはわかります（図1-6）。

医療機関でしかできないこと、診断名がつくことのメリット・デメリットの可能性、診断前療育の道を理解した上で、実際の子どもの周囲の環境（子ども集団との関係、周囲の大人との関係等）を見て、保護者が子どものために一番いいと思うことを選ぶしかない、と思います。

大事なのは保護者が納得して選ぶことです。ときおり耳にするように、学校等の関係者が強引に受診を勧め、保護者が十分納得できないまま受診することになってしまうのは望ましくないと私は思っています。

迷う場合は相談を

ただ、一般的に言って重度の発達障害の場合、医療との連携、チーム療育、福祉サービスの必要性等から、受診して医療機関で対応することが最善の場合が多いように考えます。

受診を迷っていることを、保健センターや児童発達支援センター等で相談することもできます。

図 1-6【受診するかしないか】

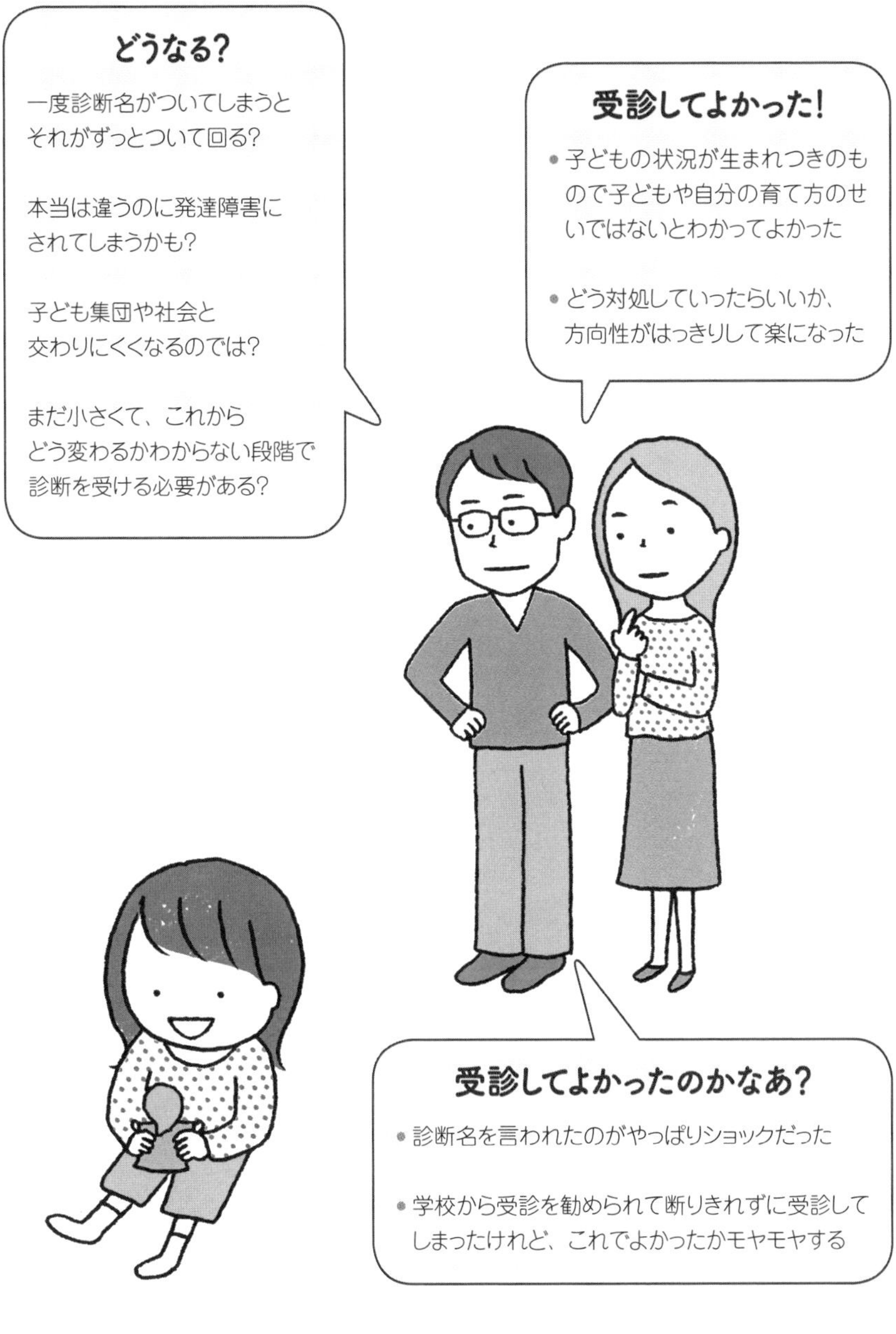
どうなる？

一度診断名がついてしまうと それがずっとついて回る？

本当は違うのに発達障害に されてしまうかも？

子ども集団や社会と 交わりにくくなるのでは？

まだ小さくて、これから どう変わるかわからない段階で 診断を受ける必要がある？

受診してよかった！

子どもの状況が生まれつきのもので子どもや自分の育て方のせいではないとわかってよかった
どう対処していったらいいか、方向性がはっきりして楽になった
受診してよかったのかなあ？

診断名を言われたのがやっぱりショックだった
学校から受診を勧められて断りきれずに受診してしまったけれど、これでよかったかモヤモヤする

1-6 併存障害と二次障害

併存障害

発達障害に併存する障害には、発達性協調運動障害、チック、吃音、場面緘黙などがあります。

発達性協調運動障害では、別々の動作をひとつにまとめる協調的運動がぎこちなく、手先の操作がとても不器用です。劣等感を抱きやすいため、本人のやりたい活動が成功するように援助し、少しずつ身体の協調運動機能の向上をめざします。

チックでは、本人の意思とは関係なく、突然、身体が動いたり声が出たりすることが一定期間続きます。周囲のからかいをやめさせ、時間がかかっても待つこと、「落ち着いて」などのアドバイスはしないことを心がけます。

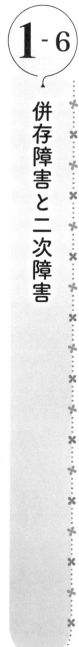

吃音は、ことばをなめらかにしゃべれず、連発（繰り返し）、伸発（引き伸ばし）、難発（言葉が詰まる）といった症状があります。「ゆっくり」「落ち着いて」などのアドバイスはしないよう心がけます。言語聴覚士による対応も有効です。

場面緘黙は、特定の場面でどうしても話ができないことをいいます。安心できる環境設定と信頼関係を優先し、少しずつコミュニケーションの成功体験を積ませます。

二次障害

発達障害のある子が無理解と無対応や間違った対応にさらされ続けると、周囲とうまくいかないなかで二次障害として、うつ病などを発症するこ

とがあります。また、挑戦的な行動や態度をとる反抗挑戦性障害から、物を壊すなどの行為障害に至ることもあり（ＡＤＨＤではＤＢＤマーチと呼ばれます）、触法行為に至ってしまうこともあります。

触法行為は、無理解と無対応の結果として起こる二次障害の最悪の形と言えます（図１－７）。

二次障害は生まれつきの特性ではなく、特性の理解と適切な対応で予防・改善できるものです。適期に療育を始め、適切な理解と対応を続けることによって二次障害を予防しましょう。

大人の発達障害と早期診断の必要性

成人のひきこもりのなかには、発達障害の二次障害によるうつ病や不安障害によるケースが多くあります（大人の発達障害）。

発達障害がわかったことで、今までうまくいかなかったのは自分のせいではないとわかって救われた、対応ができて社会参加できるようになったという話も聞きます。

このことからも、発達障害の早期発見、子どもの特性の理解と個々人に適した支援をする適切な「療育」がとても大事であることがわかります。

図 1-7【発達障害の二次障害】

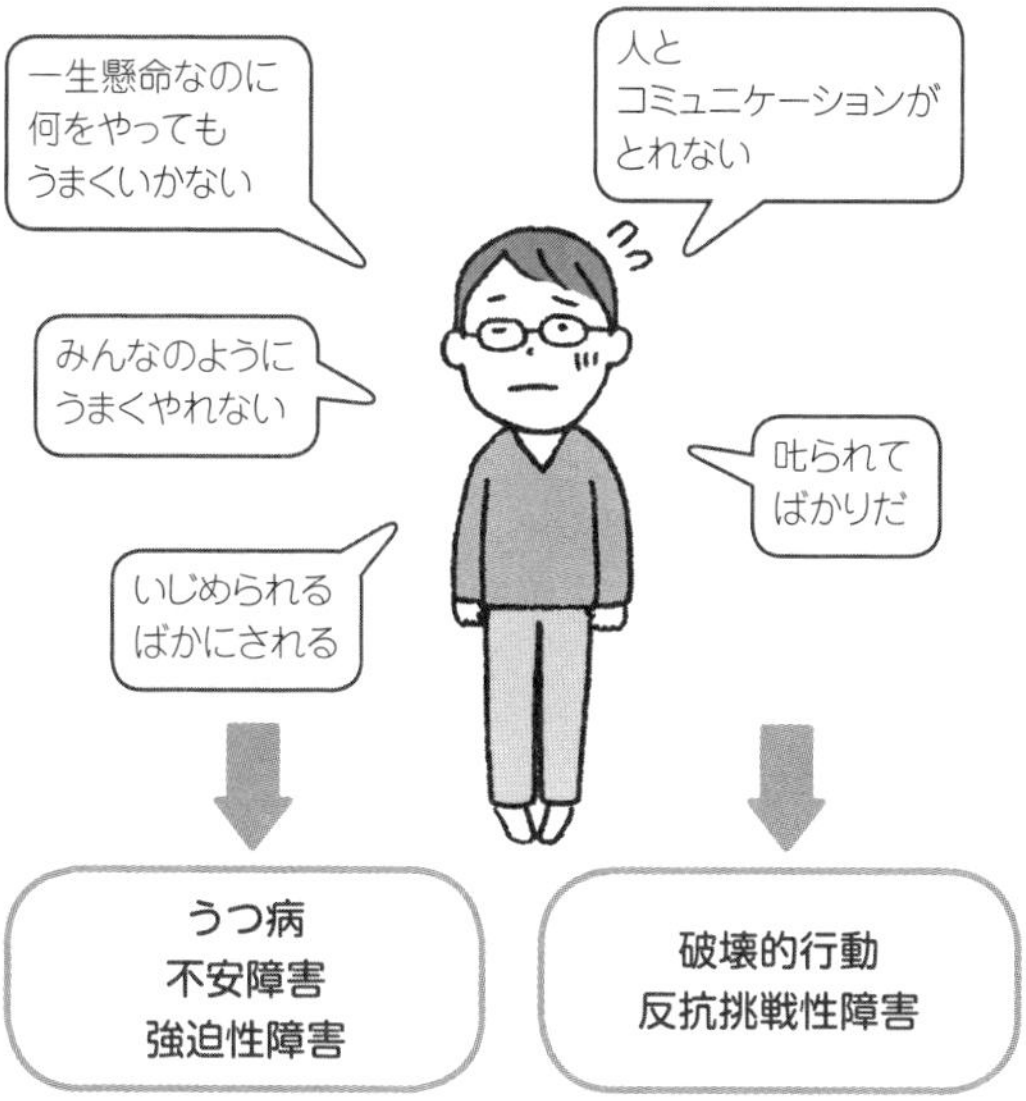
一生懸命なのに何をやってもうまくいかない
人とコミュニケーションがとれない
みんなのようにうまくやれない
叱られてばかりだ
いじめられるばかにされる
うつ病
不安障害
強迫性障害
破壊的行動
反抗挑戦性障害

1-7 子ども本人に診断名をいつ、誰が伝えるのか？

子に関わる保護者、医師や専門職、支援者が話し合って決める必要があります（図1-8）。

告知する場合、①脳の特性から発達特性があること、②具体的対処法、③長所を伝え「強み」を伸ばそうということ、④今後の見通し、家族、関係者がチームで応援していること、を伝えます。

診断名を伝えることが必ずしも最善とは限りません。診断名は言わず「あなたにはこういう特性がある」という形で話をするという選択肢もあります。

母親、ついで教師が告知することが多いようですが、上記の内容を適切に伝え、また、本人の理解を評価できるという意味で、医師などの専門家による告知が適しているように思います。

伝えないという選択肢も

子どもに発達障害を伝えるタイミングに悩まれる方も多いです。

①本人が生きづらさを自分のせいだと感じて苦しんでいるとき、②特性を含めて自分を正しく理解することで適切な対処法や生活課題の解決の見通しを持たせたいとき、に医師と相談して告知を検討します。学童期、思春期、青年期、成人期でそれぞれ適切なタイミングがあります。

告知のメリット・デメリットを考慮し、告知するかどうか、告知するならいつ、誰が、何を伝えるかを、その子の性格、年齢、周囲の環境、サポートの状況など、さまざまな要因を勘案して、その

図 1-8【告知のメリット・デメリット】

デメリット

❶抑うつや退行

❷「普通」にこだわり支援を拒否する

❸努力の放棄

メリット

❶うまくいかないのは自分が悪いからだという罪悪感からの解放

❷自己理解が深まる

❸支援を積極的に受け入れるようになる

❹進路選択の際に参考にできる

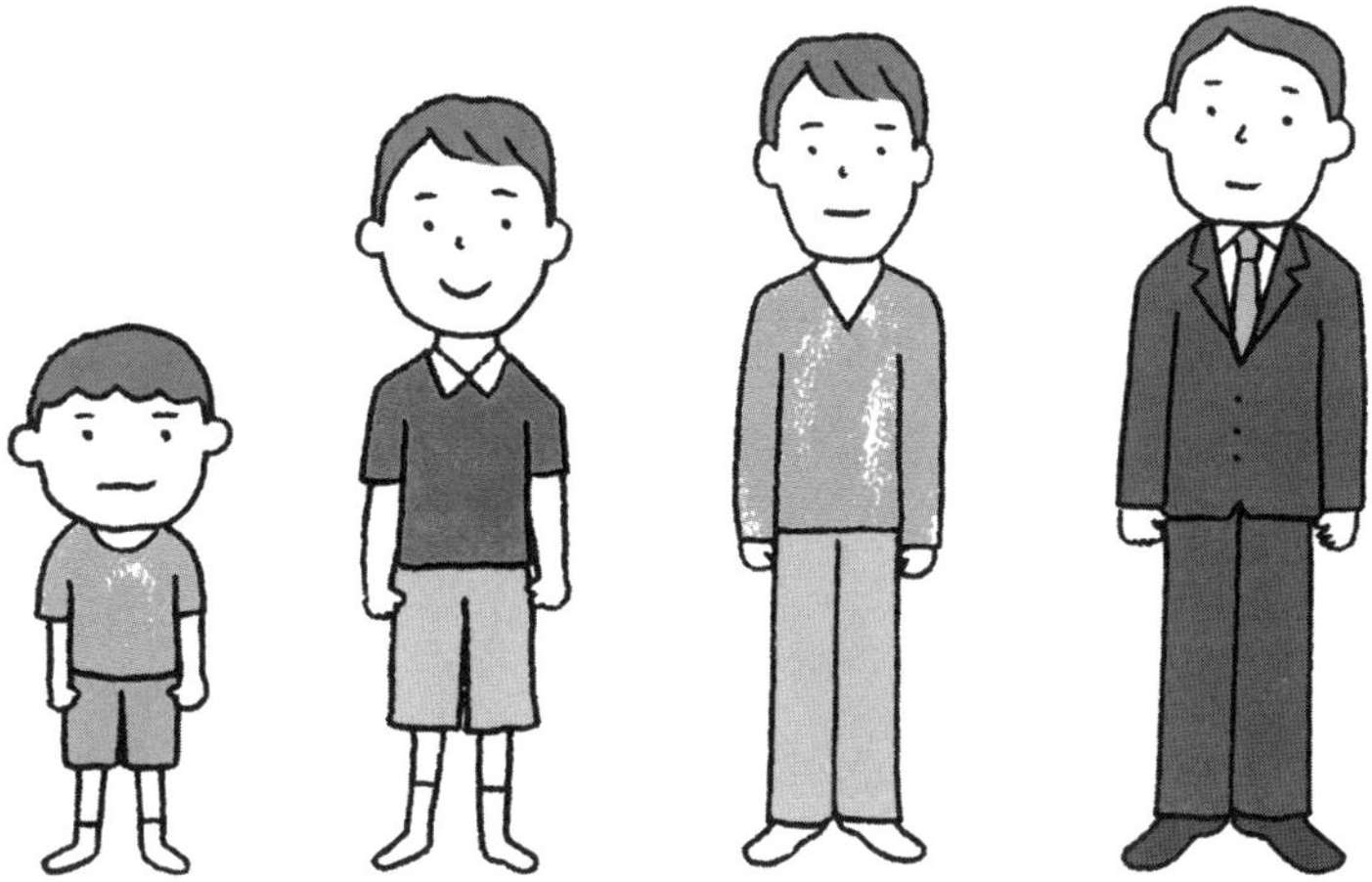

【告知のタイミング】

学童期	周囲の同年代の子どもとの違いに気づき始めたとき
思春期	学業や友人関係につまずき自尊心が低下したとき
青年期	適性に沿った進路選択に悩んだとき
成人期	職場での対人関係や仕事が思うようにいかないとき

参考：発達障害情報・支援センターHP 「こんなとき、どうする?」「診断を伝える」「本人に伝える」
吉田 友子「自閉症スペクトラムを告知するということ」,『精神神経学雑誌』115 (6),pp616-622, 2013

Column

子どもが発達障害であると診断された保護者の方へ

発達障害と診断されたら

子どもが受診をして、診断名（自閉症スペクトラム等）を伝えられたときは本当にショックだった、と多くの保護者の方が口にします。

私は専門職として、子どもが発達障害であると診断された保護者の方に次の3つのことをわかっていただきたいと思っています。

①診断名は子どものすべてを表すものではないこと
②脳の特性によって、その子にはさまざまな特徴があること
③その子の状態を理解し、注意深く環境を整え工夫して子どもと関わることが必要であること

診断名の障害はその子の一部分であり、全部ではありません。お子さんのなかには「その子ならでは」の「その子らしさ」が必ずあります。

そして発達障害のあるお子さんが、自分らしさをみつけて自分らしく生きていくには、お子さん

の特性を理解し、適切な対応をすることがどうしても必要です。

お子さんが自分らしく生きられるよう、お子さんを助けましょう。

医師、専門職、支援関係者がお手伝いをします。

診断名はそのための手がかりです。

「保護者の支援者」をみつけよう

長年、言語聴覚士として多くの発達障害のある子と家族に関わるなかで感じたのは、子どもを助けるためには「保護者の支援者」が必要だ、ということです。

発達障害のある子を育てるのは大変です。

保護者はときに厳しく叱ったり、逆にサジを投げて育児放棄に至ったりしてしまうこともあります。しかしこれは不適切で、子どもは全く変わらないだけでなく、状況はただただ悪化していきます。

そうならないために、保護者には、気持ちを聞いてくれて、不安をわかってくれて、困りごとを解決する方法を一緒に考えてくれる「保護者の支援者」が必要です。

どうか「自分が支えてもらうことは子どものために必要だ」と思っていただいて、医師もしくは専門職のなかにそうした「保護者の支援者」を作ってほしいと思います。

第2章

療育の制度と
発達障害のある子への支援

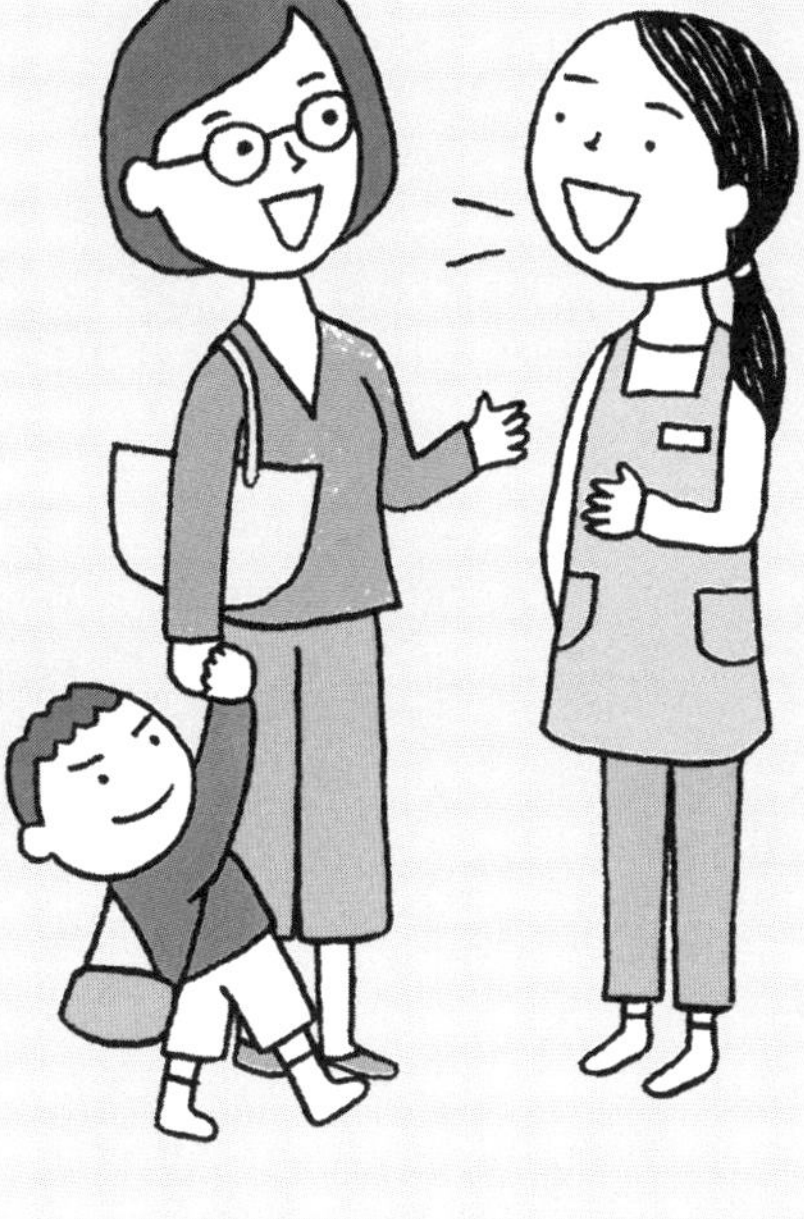

2-1 発達障害のある子への支援の概要

発達障害のある子に対する支援の枠組み

この章では、子どもが発達障害かもしれないと思い始めた保護者が、子どもが必要とする療育と支援をどうやって受けるか、についてお話しします。

最初に、発達障害のある子・発達障害者に対する支援がどのような仕組みになっているかをおおまかに押さえましょう（図2 - 1）。

18歳までの発達障害のある子に対しては大きく3つの方向からの支援があります。

①障害者に対する支援（障害者総合支援法、障害者基本法等）
②障害者のなかで特に発達障害者に対する支援（発達障害者支援法等）
③発達障害がある、ないにかかわらず、児童に対する支援（児童福祉法、学校教育法等）

これらの枠組みのなかで用意されている支援は、だいたい次の5つの分野に分けられます。

①保育・教育（各種療育サービス整備や利用料金の補助等）
②医療（医療費補助等）
③就労支援
④経済的支援（各種手当、税金控除、発達障害の

図2-1【発達障害児（者）支援制度の概要と支援窓口】

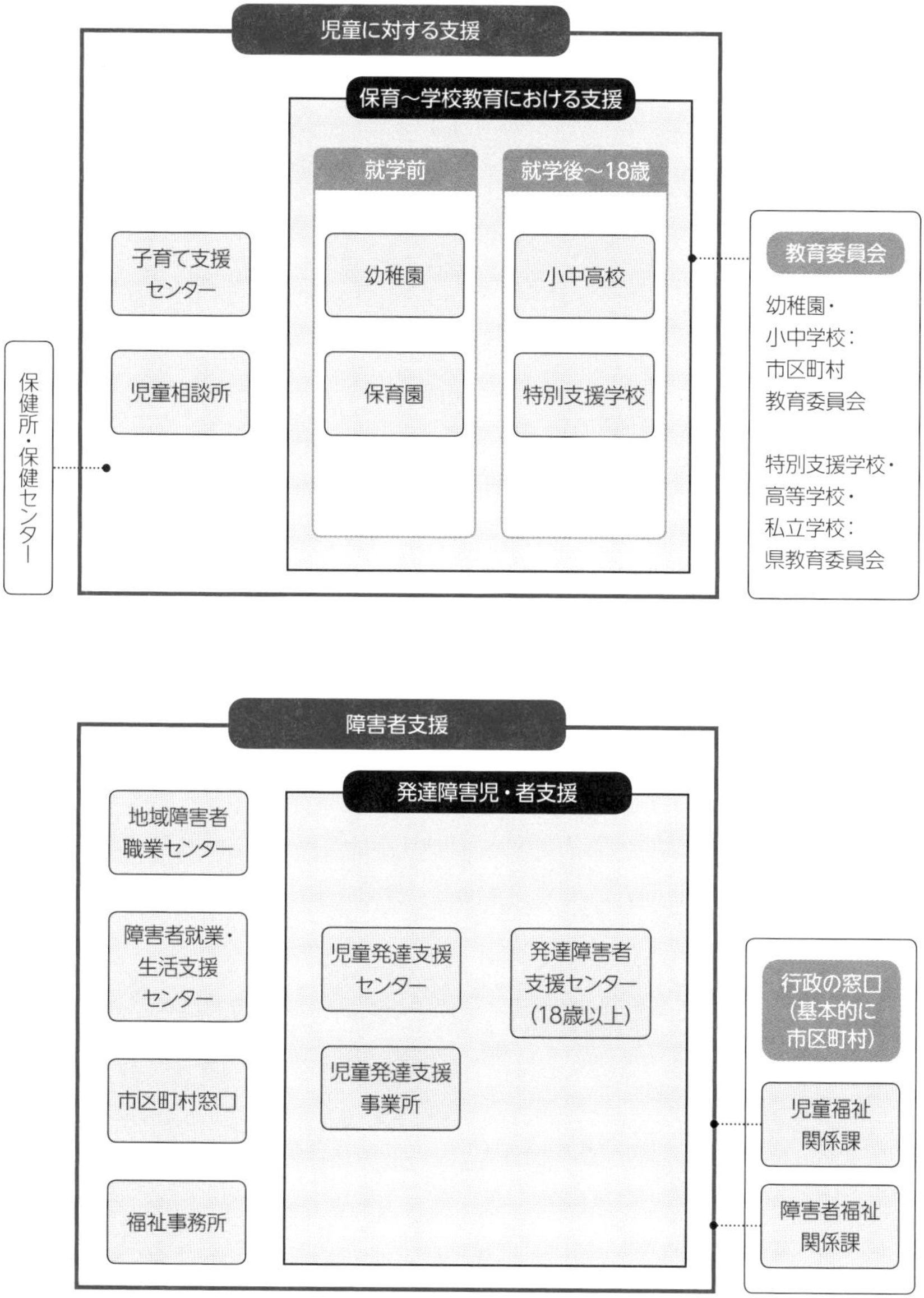

※わかりやすく整理するための区分であり、法令上または行政管轄上の区分とは異なります。

ある子を養育する保護者への支援を含む、障害年金等）

⑤居住に関する支援

発達障害のある子・発達障害者に対して、こんな支援があるのだな、ということをおおまかでいいので知っておきましょう。

支援の窓口

同時に支援のそれぞれの「窓口」も押さえておきます。

①障害者支援は、市区町村の障害者福祉関係課に問い合わせてみてください。そのときの必要に応じた機関を案内してくれます。

②発達障害者支援は、発達障害児（18歳まで）は「児童発達支援センター」が、発達障害者（18歳以上）は「発達障害者支援センター」が支援の核になります。

③児童に対する支援は、学校関係については公立の幼稚園から中学校までは市区町村教育委員会、高校は県教育委員会です。私立学校については都道府県が管轄します。特別支援学校は幼稚部から高等部まで県教育委員会です。

保育園は厚生労働省の管轄なので、教育委員会ではなく市区町村が管轄します。

学校以外の児童支援窓口としては、児童相談所や子育て支援センターがあります。

このほか、市区町村の児童福祉関係課、障害者福祉関係課も窓口になります。どこに行ったらいいかわからないときは、問い合わせてください。

情報をどこで得るか

本書で取り上げている支援や学校に関わる制度（2章、5章）は、どんどん変わっていきます。これらの窓口は、常に最新の情報を持っています。

これらの窓口には、制度等について詳しくわかりやすく記したパンフレットが置いてあることが多いです。ときどきチェックしてみるといいでしょう。

また、福祉サービス等は市区町村で制度や手続きが異なります。最近は各自治体がホームページでわかりやすく情報を整理していることが多いので、本書に出てくる用語で検索をして、お住まいの地域での最新の支援内容や手続きを確認しましょう。

厚生労働省のホームページ『発達障害情報・支援センター』にもいろいろな情報があります。

福祉サービスを知る

「こういう支援があることを知らなかった」という声を保護者から聞くことはよくあります。

支援や福祉サービスは、必ずしも「こういう支援がありますよ」と提示してもらえるとは限りません。

発達障害のある子と暮らし、育てていく上で、困りごとが起きたら、ここで紹介した支援の内容を思い出して、そのときの困りごとに応じてこういう支援はないかと、窓口に尋ねましょう。そして必要な支援を得てほしいと思います。

次の項では、お子さんが発達障害かもしれないと思ったとき、最初に問題になる療育についてみていきましょう。P32の分類の「①保育・教育（各種療育サービス整備や利用料金の補助等）」です。

2-2 療育の相談をしたいときは

最初の相談先

療育に関わる支援、福祉サービスは次の図のようなものがあります（図2‐2）。

このなかで最初に必要になるのは「相談」です。

わが子が発達障害かもしれない、と思ったとき、保護者が考えるのは、

・発達障害かどうかを知りたい
・うちの子に療育は必要なのか知りたい
・療育が必要ならば療育を受けさせたい
・そのためにどこかに相談したい

ということでしょう。

「相談」するにはまず、発達障害を専門とする医師がいる医療機関を受診することを考えます。

しかし地域によって、専門病院は6ヵ月待ちということもありますし、いきなり受診するのに抵抗がある保護者もいます。

最初の相談先として、医療機関以外にも、次のような場所があります。

①子ども支援センター（すべての児童の相談にあたります）、②保健センター（乳幼児健診を行うところ）の保健師、③各種療育施設（児童発達支援センター、児童発達支援事業所等）、④行政のことばの相談や発達相談、⑤児童相談所、福祉事務所等の児童福祉機関

また、⑥市区町村の担当課（児童福祉関係課、障害者福祉関係課）に問い合わせると相談機関を案内してくれます。

図2-2【療育制度の概要】

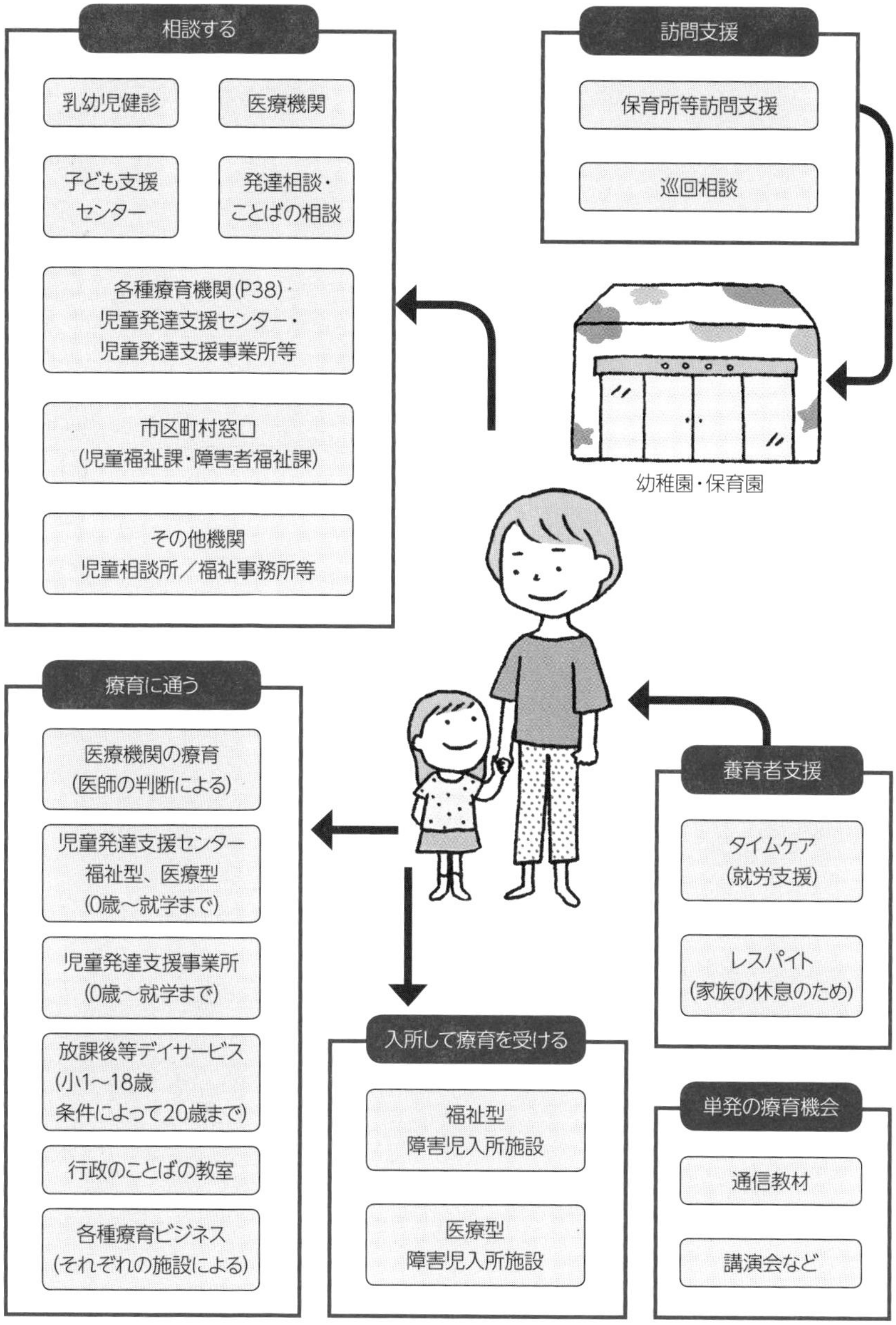
相談する
乳幼児健診
医療機関
子ども支援センター
発達相談・ことばの相談
各種療育機関(P38)・
児童発達支援センター・
児童発達支援事業所等
市区町村窓口
(児童福祉課・障害者福祉課)
その他機関
児童相談所／福祉事務所等
訪問支援
保育所等訪問支援
巡回相談
幼稚園・保育園
療育に通う
医療機関の療育
(医師の判断による)
児童発達支援センター
福祉型、医療型
(0歳～就学まで)
児童発達支援事業所
(0歳～就学まで)
放課後等デイサービス
(小1～18歳
条件によって20歳まで)
行政のことばの教室
各種療育ビジネス
(それぞれの施設による)
入所して療育を受ける
福祉型
障害児入所施設
医療型
障害児入所施設
養育者支援
タイムケア
(就労支援)
レスパイト
(家族の休息のため)
単発の療育機会
通信教材
講演会など

2-3 療育はどこで受けられるの？

療育の機会

１章で述べたように「自閉症スペクトラムである」「ＡＤＨＤである」等の診断ができるのは医師のみです。ですから診断を求めるのであれば医療機関を受診しましょう。

ただ、医師以外の専門職も療育の必要性を判断し、療育を行うことはできます。ですから、医師の診断がなくても療育を始めることはできます（診断前療育）。

では、療育はどこで受けられるのでしょうか。

療育の機会は大きく以下の３つがあります。

①通って療育を受ける
②専門職の訪問を受ける
③入所して療育を受ける

まず、一番多い「通って療育を受ける」場合をみていきます。

通って療育を受ける

通って療育を受けることができる場所としては、以下の４つがあります。

①医療機関
②児童発達支援センター（福祉型）（就学前）（地域によって療育センターなど、ほかの名称の場合もあります）
③児童発達支援事業所（就学前）
④放課後等デイサービス（就学後）

それぞれの特徴をみてみましょう（図２-３）。

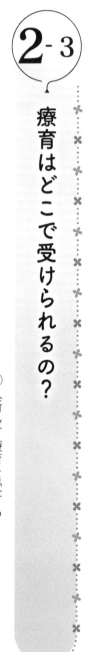

図 2-3【通所で療育が受けられるところ】

18 歳まで

<table>
<tr><th></th><th>対象</th><th>頻度</th><th>受けられる療育</th><th>費用</th></tr>
<tr><td>①医療機関</td><td>診断名があり、医師から療育の指示が出た子ども
(医師の判断による)</td><td>月1～2回が多い</td><td rowspan="5">所属する専門職(セラピスト)が行うことができる療法</td><td>健康保険が使える。
1回約1000～3000円
乳幼児の医療費助成制度がある場合、無料から数百円程度の負担となる(市区町村により異なる)</td></tr>
<tr><td>②児童発達支援センター(福祉型)</td><td rowspan="2">療育の必要があると市区町村が認めた子ども
(0歳～就学まで)</td><td rowspan="2">週1～2回が多い</td><td rowspan="3">1回約5000～1万円
受給者証取得で公費補助が受けられる(自己負担1割で負担上限月額4600円程度)
幼児教育・保育無償化で3歳から就学までは無料措置</td></tr>
<tr><td>③児童発達支援事業所</td></tr>
<tr><td>④放課後等デイサービス</td><td>小学1年～18歳まで</td><td></td></tr>
<tr><td>⑤制度外の療育ビジネスが運営する療育施設</td><td>施設による</td><td>施設による</td><td>施設による</td></tr>
</table>

18 歳以上

発達障害者支援センター	生活全般の相談と支援 就労支援機関との連携 医療機関との連携

精神科・心療内科	デイケア

医療機関

医療と連携しながら、医師と各種専門職のチームでの療育を受けられます。

頻度は月1～2回のことが多いです。

費用は健康保険を使うと自己負担額は、1回1000～3000円程度です（医師の診察料は含みません。就学前かあとか、通い始めてからの年数によって金額は異なります）。

市区町村の乳幼児に対する医療費補助や自立支援医療制度（P55）による補助があると、自己負担額が無料もしくは数百円程度になることがあります。

児童発達支援事業所と児童発達支援センター

就学前の児童が対象です。

どちらも児童福祉法による施設であり、国の児童発達支援事業における位置づけの違いはあるものの、受けられる療育サービスそのものに大きな違いはありません。

利用には市区町村が交付する通所受給者証の取得が必要です（P44）。

受給者証交付の際、月の利用回数（支給量）が決まり（多くが週1～2回）、その範囲であれば複数の施設に通うこともできます。

費用は受給者証があると公的補助が受けられ（多くの市区町村で自己負担1割）、所得に応じた上限があります（世帯収入890万円以下の場合、月額4600円）。幼保無償化に伴い、3歳になって初めての4月1日以降、無償になる市区町村が多いです（お住まいの市区町村で確認してください）。

放課後等デイサービス

小学校1年生から18歳までの児童・生徒が、学校の授業の終了後や、夏休みなど長期休暇のときに利用できます。通所受給者証の取得が必要です。

放課後等デイサービスには、次の3タイプがあります。

・学童保育にあたるようなサービスを提供する預かり型
・専門的な療育サービスを提供する療育型
・習いごと（運動・器楽・習字・絵画等）を提供する習いごと型

学校からの送迎の有無、土日営業等条件もまちまちです。

そのほかの療育機会

以上のほかに、国の児童発達支援事業の制度外で療育を行う施設や通信教育による療育教材などもあります。

また、行政が行う「ことばの相談」「発達相談」などの相談もあります。これらは対象年齢や頻度も市区町村によって異なるので、お住まいの市区町村の窓口に確認してください。

「ことばの相談」「発達相談」では、初回相談後、定期的に相談を継続する場合や、行政の療育的活動（たとえば、専門職や保健師などが行う親子で遊ぶサークルなど）への参加、医療機関を紹介されるなどの対応がされる場合があります。これも市区町村によって異なります。

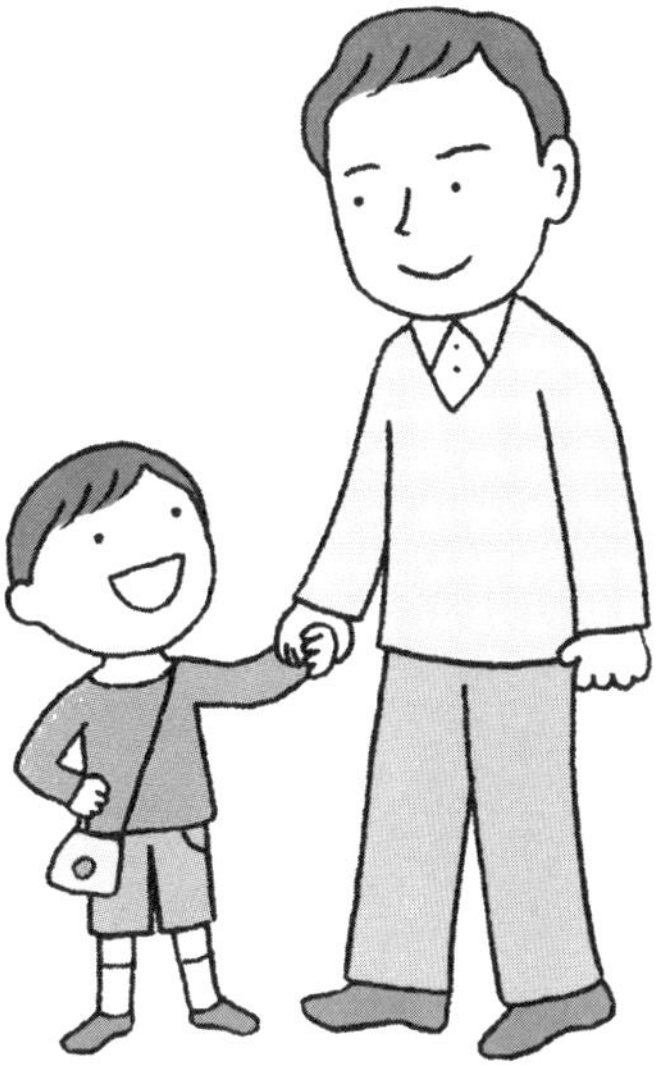

2-4 どの療育機関を選べばいいの？

通所サービスの選択肢と選び方

小学校入学前

定期的に通って療育を受けたい場合、就学前には、①医療機関、②児童発達支援センター、③児童発達支援事業所が選択肢となることが多いです。

これらの選択肢のなかからどうやって施設を選んだらいいのでしょうか。

まず、非常に顕著な症状がみられる場合は、医療機関をお勧めします。

そうでない場合には、通いやすさ、通う頻度、投薬の必要性、療育の内容等を考えて選択します。

複数の療育機関に通うことも可能です。

児童発達支援事業所等に通いながら、ときどき、医療機関を受診する形もありえますし、通所受給者証の支給量（月何回利用できるか）の範囲であれば、複数の施設に通うことも可能です。

ただ、療育で他人と過ごすことが、子どもにとってストレスになったり、同時期に異なる療法を受けることで混乱したりすることもあります。そこは子どもの様子をみながら見極める必要があります。

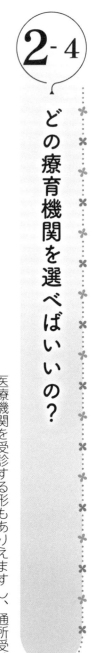

小学校入学後

就学後は、①医療機関か④放課後等デイサービスが主になります。

放課後等デイサービスは3タイプあるので（P41、預かり型、療育型、習いごと型）、施設に何を求めるか――療育をしてほしい、親が働くために預かってほしい、学校から施設への送迎をしてほしい等――を明確にして探します。迷うときは相談できる場所（P36）で相談しましょう。

なお、③児童発達支援事業所は未就学児が対象ですが、なかには、制度外で就学後の児童対象の療育サービスを提供しているところもあります。

入所で療育を受ける

通って療育を受ける以外に、入所すなわち障害のある子どもがその施設で生活し、生活リズム、日常生活動作獲得への支援を受けながら療育を受ける場合もあります（福祉型入所施設、医療型入所施設）。利用できるのは18歳までです（図2-4）。

入所には市区町村が療育の必要性を認めることが必要ですが、必要性が認められるのは家庭での

図 2-4【入所して療育が受けられるところ】

	福祉型障害児入所施設	医療型障害児入所施設
対象	身体に障害のある児童、知的障害のある児童または精神に障害のある児童（発達障害児を含む）	知的障害児（自閉症児を含む） 肢体不自由児、重症心身障害児
内容	食事、排せつ、入浴等の介護 日常生活上の相談支援 身体能力、日常生活能力の維持・向上のための訓練など	疾病の治療・看護 医学的管理の下における食事、排せつ、入浴等の介護 日常生活上の相談支援 身体能力、日常生活能力の維持・向上のための訓練など
費用	利用料金については自己負担1割（世帯所得に応じた上限あり）月額9300円程度 その他に食費・光熱費等の実費 医療型の場合、医療費	

対応困難、周囲が疲弊等、比較的重度の場合です。
手続きは、窓口が児童相談所になる以外は、通所の場合とほぼ同じです。

18歳以後の療育と支援について

「療育」は18歳までが対象です。

18歳以降は発達障害者支援センターが窓口になり、就労支援機関、医療機関と連携しながら、生活全般の相談と支援を行います。

療育「的」な支援は精神科か心療内科が行い、ソーシャルスキルなどを学ぶ「デイケア」などを実施しています。

2-5 療育サービスを利用する手続き ～通所受給者証取得～

「通所受給者証」が必要

①児童発達支援事業所、②児童発達支援センター、③放課後等デイサービス、④障害者入所施設（福祉型・医療型）、また、後述の⑤保育所等訪問支援、⑥自立支援医療制度等の国の制度に基づく福祉サービスを受ける場合には、市区町村が発行する「通所受給者証」（受給者証）を取得する必要があります。

受給者証は、市区町村窓口（児童福祉関係課、障害者福祉関係課等）に申請し、市区町村が療育の必要があると認めた場合に交付されます。療育手帳等（P52）や医師の診断を必ずしも必要としません（市区町村によって異なります）。

受給者証取得の手続き(通所サービス)

受給者証取得の手続きの一般的な流れは次のとおりです(図2-5)。

①窓口に相談に行く
②通いたい施設を決める
いくつか見学をして利用したい施設を決めます。施設には定員があるので、空きがあることを確認し、施設に利用の内諾をもらいます。
③申請④調査⑤会議
市区町村に申請すると、子どもの状態の調査があります。
⑥受給者証の交付
受給者証が交付され、「障害児支援利用計画」にしたがって月の支給量(月の利用日数)が決定します。
⑦施設との契約
受給者証と「障害児支援利用計画」を用意して利用する施設と契約をします。
交付の条件や手続きは市区町村によって異なるので行政窓口に問い合わせてください。

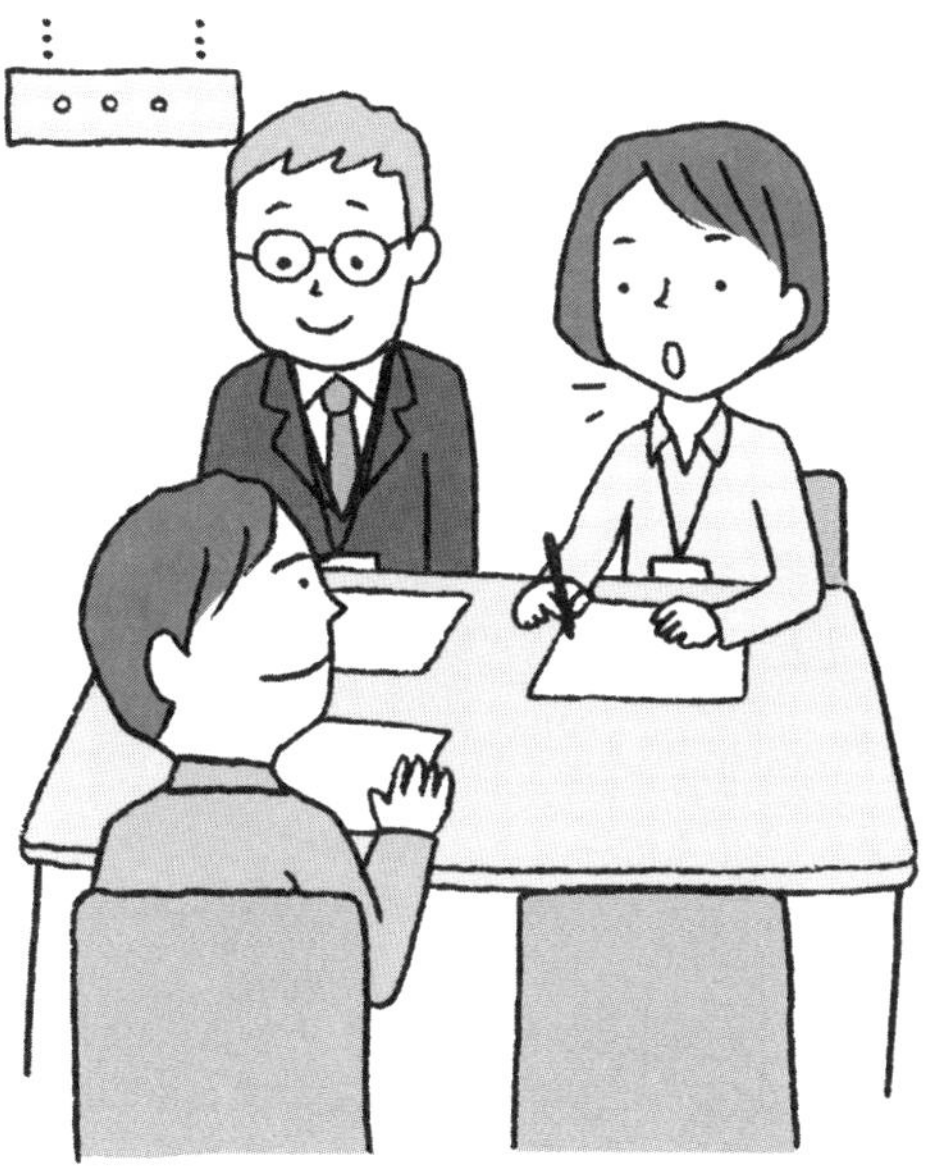

図 2-5【通所受給者証取得手続き】

①相談
市区町村の窓口に相談に行く
(児童福祉関係課か障害者福祉関係課)

↓

②利用する通所施設を決める
- いくつかの施設を見学して通いたい施設を決める
- 定員があるので空きがあることを確認して、施設の内諾をもらう

↓

③申請
市区町村窓口に申請

↓

④市区町村による調査
- 相談支援事業者が子どもの状態をみて計画案を作成
- 市区町村の面談等

↓

⑤会議
利用者本人(保護者)・利用施設・利用計画作成担当者・市区町村で施設利用について話し合い

↓

⑥受給者証の交付
- 会議の内容をもとに支給量(月の利用日数)を決定し、受給者証を交付

↓

⑦利用施設との契約
- 相談支援事業者が作成する障害児支援利用計画
- 受給者証が必要

↓

⑧利用と支払
- 多くの場合、週1〜2回

料金
受給者証があると公費補助(原則1割負担) 世帯収入に応じて上限設定あり
例:世帯収入890万円以下で月額4600円

*幼保無償化により2020年4月から3歳になって初めての4月1日以降、無償になる市区町村が多い

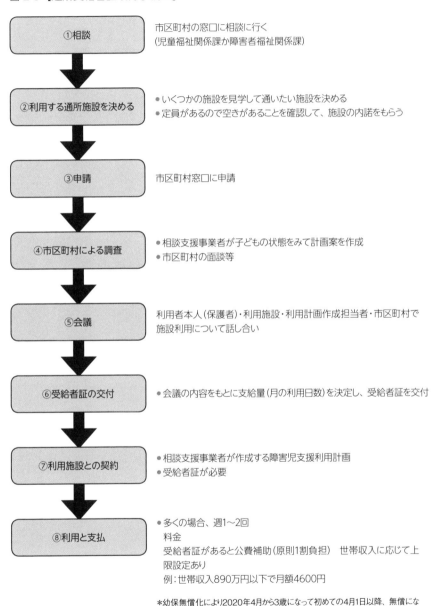

2-6 保育園などでの集団生活が心配なとき ～保育所等訪問支援～

保育所等訪問支援事業とは

療育を受け始めて家庭ではだんだんと穏やかに過ごせるようになった子どもも、保育園や幼稚園などの集団生活に入るとなると、別の気がかりが起きてきます。

友だちとのトラブルが起きないか、先生の指示に従えるか、子どもの特性にどこまで配慮してもらえるのか……。

集団生活における不安がある場合には、保育所等訪問支援事業が利用できます。これは保護者からの依頼で専門職が保育所等を訪問し、障害のある子の集団生活を支援するものです。

訪問対象は、保育所、幼稚園、認定こども園、小中高校、特別支援学校、児童クラブ等、児童が集団生活を営む施設です。

専門職は子どもの集団生活の様子を観察して状況を把握し、障害のある子が安心して過ごせるよう環境を整え、保育や教育の効果が最大限にあがるように、子ども本人と保育所等の職員への助言等の支援を行います。

保育所等訪問支援を利用するには、市区町村の障害者福祉関係課もしくは児童福祉関係課に申請して通所受給者証を取得し、保育所等訪問支援を行う事業所と契約します（通所サービスと同様の流れです）。

費用は原則1割の自己負担です（所得に応じた上限あり）。

また、保育所等訪問支援とは別に、市区町村が保育所等に専門職を派遣する「巡回相談」もあります。受給者証は不要です。制度の有無、巡回相談に来てもらうための方法は市区町村によって異なります。通っている保育園・幼稚園・学校等か、市区町村教育委員会もしくは市区町村に問い合わせてください。

2-7 保護者をヘルプしてくれる制度 ～日中一時支援事業～

日中一時支援事業とは

障害のある子ども（発達障害のある子を含む）の保護者の支援のための制度として、日中一時支援事業があります。これは障害者等の家族の就労支援と家族の一時的な休息のために、「日中」「一時的に」障害のある人を預かるものです。

仕事のため家族がケアできないときに利用できるタイムケア（就労支援）と、家族の一時的な休息のために利用できるレスパイト（働いていなくても利用可）があります。レスパイトは保護者の「リフレッシュのため」「買い物のため」でも利用できます。

日中一時支援事業は、放課後等デイサービスと異なり、療育等を行うための事業ではありません。

対象年齢の制限はありません。利用には受給者証の取得が必要です（申請窓口は障害者福祉関係課）。

通所サービスと併用して使うことができます（週2日児童発達支援事業所に通い、週3日日中一時支援事業所に通う等）。

事業が行われていない市区町村もあり、行われている場合も内容、対象者、申請手続き、支給量（月の利用日数）等は、市区町村によって異なります。

発達障害のある子との生活はなかなかに大変です。そのストレスから子どもの虐待に向かうこともないわけではありません。そうならないために、保護者も自分自身をケアし、休息する時間が必要です。必要に応じて日中一時支援事業を活用してほしいと思います。

2-8 療育を受けるまでの流れ

実例紹介

最後に、子どもが発達障害かもしれないと気づき、療育を受けるに至った流れの実例をあげておきます。

ケース1

2歳でまだことばが出ない。ことばの遅れが気になる。

①本を読んでも発達障害なのかどうかわからないので保健センターへ電話。

②言語聴覚士によることばの相談。

→ことばを含めて発達について現在の状態の説

明とことばのかけ方などの助言を受ける。
↓話を聞いてもらえてほっとした。日常の理解も進み、ことばもかなり増えてきた。
③保育園入園後の友だちとの関わりが心配。
↓園にお願いして専門職の巡回相談に来てもらう。
↓少しずつ、友だちとことばで関われるようになった。関わり方について保育士への助言をしてもらえた。

ケース2

保育園に入って落ち着きのなさと他害が目立つ。
①保育園の先生からは大丈夫と言われたが、参観等で集団での様子をみると親としても行動が気になった。園は親に言っていいものかと遠慮している様子だ。
②小児科医院が近くにあったので、受診することにした。
↓「元気な男の子」という範囲だろうということだった。
③落ち着きのなさと他害が続き、家でもケガが絶えないので、児童発達支援センターに電話。
④児童精神科医が所属する、少し遠方の大学病院を紹介され受診。
↓後日ＡＤＨＤと診断された。
⑤大学附属病院リハビリ部での作業療法、心理療法を月２回のペースで療育が開始。
⑥担当の保育士が病院での療育見学をしてくれ、セラピストも保育園での留意点を伝えてくれ、連携して対応してもらっている。

ケース3

幼稚園で先生の指示が理解できない。

①幼稚園の先生から、「指示理解」ができない、専門の先生に診てもらってはと言われた。

→近隣の病院を紹介されたが、病院に行ったら、子どもが障害児と言われるかもしれないと思うと、今は踏みきれない。

②市の臨床心理士による「発達相談」を受けた。

→発達がゆっくりであり、得手不得手があることを知った。

→医療機関に行くことで療育を受けられる機会があることなどを説明される。

③受診のメリットを聞いて、行く必要性は理解したが、「診断名」がつくことは今の自分にはどうにも受け入れられない。夫は個性だろうと言い、受診させることを拒んでいる。

④臨床心理士からは、日常のサポートの必要性、療育の必要性はあるので、近くの児童発達支援センターでの支援はどうかと勧められた。受診していなくても行政が承認すれば受給者証が取得できて通えるという。

⑤児童発達支援センターに通ううちに、担当の作業療法士に教えてもらって、やたらに大きな声を出すのは、周囲の音に対する過敏（聴覚過敏）があることからくる防衛策であるなど、子どもの不可解な行動の理由もわかってきた。

⑥センターに通って子どもも少しずつ成長してきたが、ことばの理解や表現はどうしても苦手なようだ。

⑦子どものケアのために、これから何をしたらいいのかを見定めたい、そのためには医師のきちっとした診断を受けることが必要だと思うようになった。

⑧子どもは今年で幼稚園の年長になる。怖いけれど、夫を説き伏せて発達外来のある病院に行って診てもらおうと思う。

2-9 各種手帳はどこまで必要？

支援制度

ここからは、療育を含めた幅広い支援の制度についてお話しします。

まず、各種手帳についてです。

療育手帳と精神障害者保健福祉手帳は、知的障害や精神疾患がある人が取得できます。取得していることで受けられる支援があったり、提示することで福祉サービスを簡便に受けられたりと、さまざまなメリットがあります。

以下、一般的な内容を説明します。ただし、給付内容、判定基準、手続き等は市区町村によって異なりますので、各市区町村の窓口に問い合わせましょう。

療育手帳と精神障害者保健福祉手帳

療育手帳

都道府県及び政令指定都市が知的障害のある人（18歳までに発症した場合）に交付します（市区町村を通じて都道府県に申請）（図2-6）。

おおよそ知能指数70〜75以下（日常生活において介助を必要とする程度の状態）が取得の目安です。

①申請は、児童相談所もしくは市区町村窓口で行い、心理判定員の面接や聴き取り、知能検査等で②判定します。交付決定すると申請から2ヵ月程度で③交付されます（図2-7）。

18歳までに数回と、大きな変化があった場合に

④更新が必要です。

療育手帳は法定の制度ではなく、地域によって名称も判定基準も異なります。取得基準が地域によってまちまちなのは問題だとして議論がされています（たとえば、知能指数のみで判断するか社会生活の困難などを考慮するかによって、知的障害を伴わない自閉症スペクトラムが取得対象となるかならないか違ってきます）。

精神障害者保健福祉手帳（表紙は障害者手帳）

精神疾患のある人（初診から6ヵ月以上経過）に交付されます。知的障害のない発達障害児(者)も対象です。

正式名称は精神障害者保健福祉手帳ですが、表紙は「障害者手帳」となっています。

①申請は、精神科の主治医の診断書を添えて市区町村障害者福祉関係課に申請します。申請に基

図 2-6【療育手帳と精神障害者保健福祉手帳】

種類	対象	区分	更新
療育手帳 東京都：愛の手帳 名古屋市：愛護手帳	●知的障害のある人 ●発達期(18歳まで)に知的障害が生じたことが必要 ●知能指数70～75以下(日常生活において介助を必要とする程度の状態)の場合が多い	重度(A)、軽度(B)もしくは1～4段階区分	18歳に至るまでの間に数回及び重大な変化があった場合に、再判定(東京都の場合、3歳、6歳、12歳、18歳で再判定)
精神障害者保健福祉手帳	精神疾患のある人(初診から6ヵ月以上経過) 知的障害のない発達障害児(者)も対象	1～3級 1級 自立して生活が困難、人の手を借りなければ日常生活が送れない 2級 常に人の手を借りるほどではないが日常生活が困難 3級 障害は軽度だが日常生活や社会生活で何らかの制限を受けている	2年ごとの更新 更新の際には改めて等級審査が行われるので、更新前と異なる等級で認定されたり、非該当となる場合もある 等級や非該当の結果に不服がある場合、不服の申し立てができる

図 2-7【手帳の取得手続き】

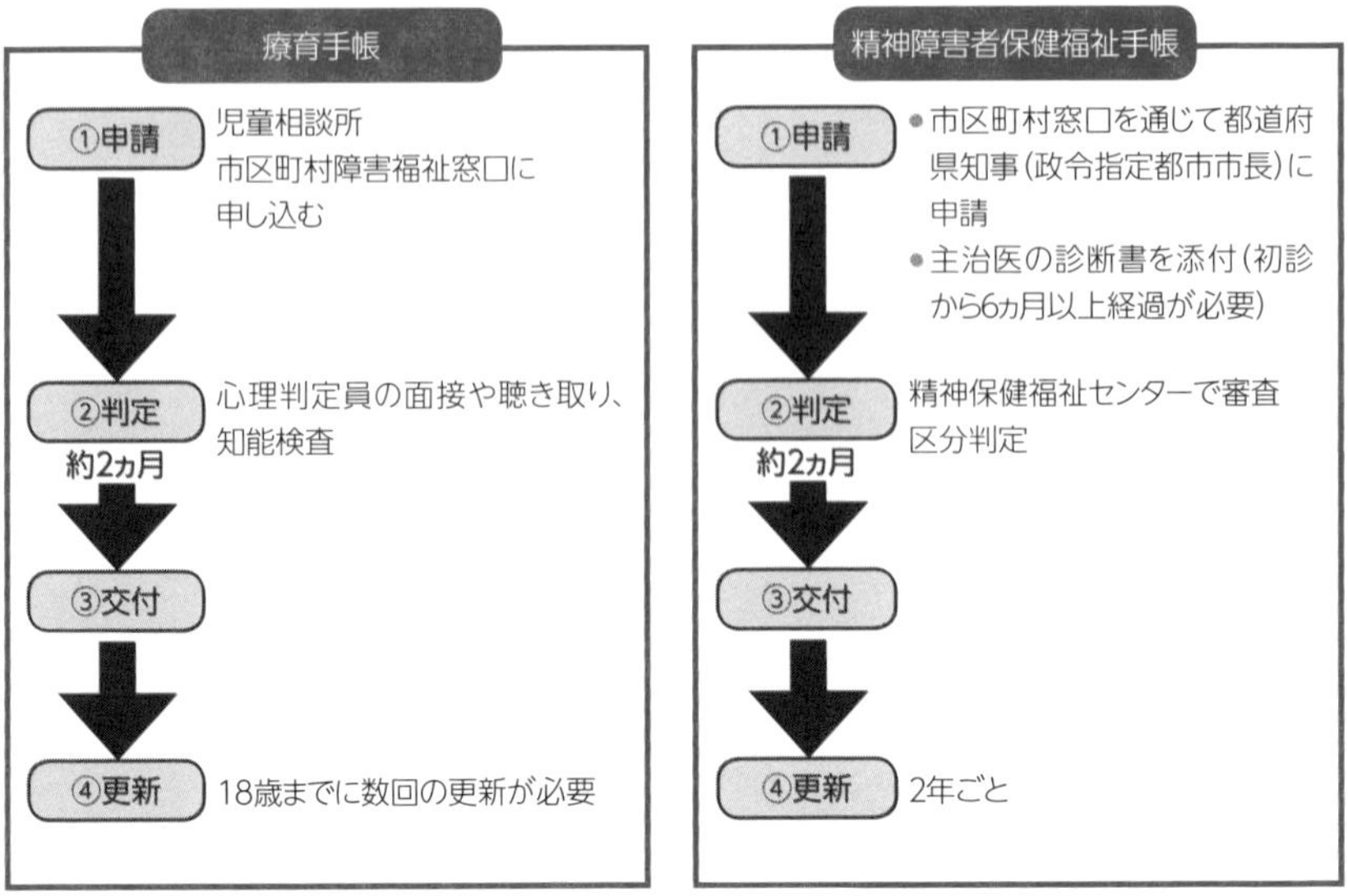

療育手帳
①申請
児童相談所
市区町村障害福祉窓口に
申し込む
②判定
心理判定員の面接や聴き取り、
知能検査
約2ヵ月
③交付
④更新
18歳までに数回の更新が必要
精神障害者保健福祉手帳
①申請
●市区町村窓口を通じて都道府県知事（政令指定都市市長）に申請
●主治医の診断書を添付（初診から6ヵ月以上経過が必要）
②判定
精神保健福祉センターで審査
区分判定
約2ヵ月
③交付
④更新
2年ごと

づいて②審査がなされ、該当・非該当及び区分が決定します。交付決定すると申請から2ヵ月程度で③交付されます。2年ごとの④更新が必要です。

2つの手帳で受けられる支援

療育手帳、精神障害者保健福祉手帳があれば、障害者就労枠での就職が可能です。

国や市区町村から手当の支給、医療費補助、税の控除や減免、公営住宅への入居の優遇、公共料金や施設利用料等の割引などが受けられます（図2-8）。

✖各種受給者証

障害児通所・入所サービス（P42）、日中一時支援事業（P48）、保育所等訪問支援事業（P47）の受給者証のほかに、自立支援医療受給者証があります。

図 2-8【療育手帳・精神障害者保健福祉手帳で受けられる支援の例】

各種手当	特別児童扶養手当
	障害児福祉手当
	市区町村独自の手当
障害者扶養共済への加入	「親亡きあと」生涯にわたって障害のある子に年金が支給される制度
	割安な掛け金で税制優遇がある
医療費助成	障害者医療費助成制度
税金の控除・減免	自動車税・自動車取得税減免、所得税・住民税・贈与税・相続税の控除
公営住宅への入居	公営住宅への入居の優遇
割引	公共料金、NHK受信料、携帯料金、博物館・美術館等の入館料の割引、減免

自立支援医療受給者証

「自立支援医療受給者証」は、集中・継続的な精神医療を要すると医師が判断した人に交付され、精神科の診療費、薬代等が自己負担原則1割になります（所得に応じた上限あり）。発達障害での受診、医療機関での療育も対象になります。

取得基準は療育手帳もしくは精神障害者保健福祉手帳の基準と異なるので、2つの手帳は取得できなくても、「自立支援医療受給者証」は取得できることがあります。

市区町村の障害者福祉関係課に診断書を添えて申請します。毎年更新が必要です。

各種受給者証を取得することでそれぞれの制度において、利用料等が自己負担原則1割になります。

地域により機関名称等が違うことがあります。お住まいの地域の支援の窓口にご確認ください。

必要に応じて取得しましょう

保護者のなかには療育手帳や精神障害者保険福祉手帳を取得させたくないという方もおられます。

しかし手帳等は申請しなければ交付されませんし、取得しても必要なとき以外は見せる必要はなく、返納もできます。

療育には経済的負担が生じます。必要に応じて手帳や受給者証取得を検討してみてください。

2-10 どんな経済支援があるの？

～手当・補助金・年金～

特別児童扶養手当、障害児福祉手当

発達障害の子への経済的支援のうち、国の制度として、特別児童扶養手当（月額1級5万2500円、2級で3万4970円）、障害児福祉手当（月額1万4880円）があります（令和2年4月現在）。市区町村の窓口に申請します。

療育手帳や精神障害者保健福祉手帳を取得していると受給できますが、手帳を持っていなくても指定病院で医師の診断を受けることで申請できます。申請から判定結果が出るまでは、3ヵ月ほどかかります。

市区町村が、独自の手当を設けていることがあります（例：東京都　児童育成手当月額1万5500円）。手当に限りませんが、福祉サービスは自ら申請しないと受けられません。

市区町村窓口に積極的に問い合わせましょう。児童福祉関係課か障害者福祉関係課が窓口であることが多いです（図2-9）。

特別支援教育就学奨励費

特別支援教育就学奨励費は、障害のある子どもの教育費の一部を補助する制度で、経済状況に応じて保護者に補助金が支給されます。

対象となるのは、①特別支援学校、②小中学校の特別支援学級の在籍者、③学校教育法施行令第22条の3に該当する通常学級在籍者、の保護者です（ただし、療育機関等に入所し給付を受けている場合を除く）。私立学校も対象です。特別支援学校の場合は幼稚部から高等部までが対象です。

通学費、給食費、教科書費、学用品費、修学旅行費等が補助されます。

入学前に購入したランドセルや制服も対象なので、領収書等を保管しておきましょう。

限度額が設定されているもの（例：小学生で学用品費年間5710円、新入学児童学用品費2万3300円等）と、実費支給の場合（給食費は実費の1／2、通学費は実費全額等）があります。

補助率は世帯収入により異なります。

手続きは毎年3月に用紙が配布され、4月に学校を通して行います。

支給額、認定の基準や補助率などは、年度や地域により違いがあります。

障害基礎年金

障害の初診日が20歳前にある人は、20歳から障害基礎年金（1級97万7125円、2級78万1700円、令和2年4月現在）を受け取れます（20歳前の障害基礎年金）（図2-10）。

初診日が20歳の誕生日以後の場合、障害基礎年

図 2-9【諸手当・補助金】(令和２年４月改定)

			支給額(月額)
国の手当	特別児童扶養手当 (特児)	20歳未満の精神または身体に障害のある子どもを育てる父母等に支給 療育手帳取得程度	1級　5万2500円 2級　3万4970円
国の手当	障害児福祉手当	精神または身体に重度の障害を有するため、日常生活において常時の介護を必要とする状態にある在宅の20歳未満の者に支給	1万4880円
都道府県・ 市区町村ごとの 手当	例 東京都 児童育成手当	20歳未満の心身障害児などを扶養している方 知的障害の場合療育手帳取得程度	1万5500円

国の制度(文科省)	特別支援教育就学奨励費	①特別支援学校の児童・生徒 ②小中学校の特別支援学級に在籍する児童・生徒 ③通常学級に在籍する児童・生徒のうち学校教育法施行令第22条の3に該当する児童・生徒 の保護者に対して補助金を支給	通学費、給食費、教科書費、学用品費、修学旅行費、寄宿舎日用品費、寝具費、寄宿舎からの帰省費等

図 2-10【障害基礎年金に該当する障害の程度と支給額】

1級	日常生活に著しい支障があり、他人の介助が必要な状態	97万7125円
2級	必ずしも他人の介助を必要としないが、日常生活がきわめて困難	78万1700円

金を受け取るには、国民年金保険料納付に関する諸条件をクリアしていることが必要です。

発達障害が疑われる場合は、20歳の誕生日の前に一度受診（初診）を検討する必要があると思います。

障害者扶養共済制度

都道府県及び政令指定都市が行う共済制度で、障害のある子の扶養者が毎月掛け金を納めることで、保護者が亡くなったときなどに障害のある子に対し、一定額の年金を一生涯支給する制度です。

比較的安い掛け金で備えることができます（例：親が35歳以下で月掛け金９３００円で月額２万円の年金額）。

2-11 発達障害のある子の就労はどうなるの？

発達障害者の就労先

子どもはやがて成長し、社会に出ていきます。ですから、就労は大事な問題です。折に触れ考えるためにも、基本的なことを知っておきましょう。

発達障害者の就労先としては、①一般就労、②障害者雇用枠での就労、③就労継続支援事業所での就労、④特例子会社への就労、⑤在宅就業が考えられます。

①一般就労

障害者雇用枠ではない通常の就労です。

②障害者雇用枠や③就労継続支援事業所での就労

障害者雇用促進法改正で2021年3月までに従業員43・5人以上の企業は2・3％の障害者（発達障害者を含む）の雇用が義務付けられました。療育手帳か精神障害者保健福祉手帳を持っていると、障害者雇用枠での就職が可能です。

実際は、給与や待遇面の問題や、行政の「補助金」目当てかと疑われるような実態の民間の就労継続支援事業所の問題もあります。就職に際してよく調べたいところです。

④特例子会社への就労

企業が法定雇用率を達成するために設立する子会社で、障害のある人が働きやすい職場環境、支援体制が整えられています。

障害者雇用のルール

障害者雇用促進法は、①賃金・配置・昇進等、雇用に関する差別の禁止、②合理的配慮（P136）、③相談体制の整備、をうたっています。実態は必ずしもその通りではありませんが、このような法的な定めがあることは知っておきたいです。

就労支援

卒業する学校が行う就労支援の他に、①ハローワーク、②障害者就業・生活支援センター、③地域障害者職業センター、④発達障害者支援センター、⑤市区町村窓口が相談窓口です。

ハローワークでは、他機関と連携して、障害特性に応じて職場定着まで一貫した支援を行います。障害者総合支援法に基づく就労移行支援事業所では、障害のある人の職業訓練、就労支援、就職後の定着支援を行います。

喜びを持って働き、生きていくために

就労の場面で、発達障害のある方の特徴——コミュニケーションの難しさ、不注意や衝動性、実行機能の働きにくさ等——がさまざまな困難を引き起こすことがあります。理解と対応が得にくい職場ではなおさらです。

そんななかでも「自分らしさ」を保ちながら、問題を解決し、やりがいや喜びを持って働き、生きていくのに必要な力は何か。

自尊心、楽しみ、仲間、これらに支えられた生きる意欲、エネルギー。

これらがキーワードだと私は思います。

療育のなかでこれらを育てることを、私はいつも意識しています。

2-12 発達障害のある子のための各種保険

生命保険・医療保険・障害保険等

発達障害のある子は入院時、目が離せない、特別の配慮が必要などの事情により個室を選択することもあります。差額ベッド代などの経済的負担を考慮して必要に応じて各種保険を検討したいです。

ただし発達障害があることで各種保険の加入の

制約がある場合があります。詳細は各種保険会社に問い合わせて検討してください。

「日本自閉症協会」「全国知的障害児者生活サポート協会」等の障害者団体の保険など、発達障害のある子が入りやすい保険もあります。

個人賠償責任保険

小さいころの発達障害の子どもは、目が離せません。

「友だちに物を投げつける」「友だちを押し倒す」「ベランダから植木鉢を落とす」「車に石を投げる」など、よく聞きます。

他人にケガをさせたり、他人のものを壊したりした場合、状況によっては保護者が損害賠償責任を負い、多額の治療費や損害賠償金を支払うことになるケースもあります（小学生が自転車で歩行者にぶつかり、歩行者が寝たきりになった事例で保護者に9500万円余の賠償命令）。

個人賠償責任保険は、この損害賠償責任を保険でカバーしようというものです。補償範囲はさまざまなので、各保険会社に確認してください。保険料は、年額2000円程度のことが多いです。

友だちにケガをさせてしまった場合など、せめて補償が十分なされることは大事です。事故を防ぐ努力はもちろんですが、備えとして「損害賠償責任保険」への加入は検討してほしいと思います。

Column

親亡きあとに備える

発達障害のある子の保護者にとって、遠い将来のことはいえ、親亡きあとのことは気がかりです。

そのときのために、利用できる福祉サービスを検討して、

①暮らし方（居住含む）
②支援者
③収入の確保
④財産管理

について考えておきたいものです。

①暮らし方（居住）

親が亡くなったあと、どこに誰とどのように暮らすかを想定した準備が必要です。親の死後、グループホーム等に入居する必要がある場合、親が高齢になったら、周囲と相談しておきましょう。

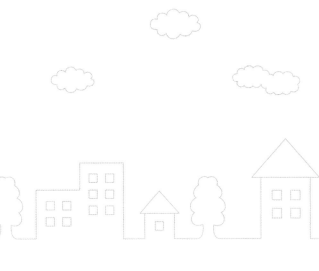

②支援者

日々の見守りや生活支援、福祉関係の申請の代行、支援機関との連絡調整等、生活の全般について後ろだてとなってくれる人が必要です。

兄弟姉妹等、近親者に支援者になってもらう場合は、何を支援してもらいたいのか、お金についてはどうするのかを具体的に話し合っておきます。

「頼むよ」などの漠然とした表現で支援を依頼するのは、混乱のもとです。

資産管理や各種契約等の法律行為を、裁判所が選任する成年後見人が行う制度もあります（成年後見制度）。

社会福祉協議会や成年後見センター等に問い合わせます。

③収入の確保

どのような収入がどの期間、どのような要件で見込めるのかを把握しておきましょう。

本人の給与等のほかに、要件に該当する場合には障害者手当、障害基礎年金が考えられます。

そのほか、障害者扶養共済制度（親が亡くなった場合に障害のある子に生涯年金が支払われる。P59）で収入を上積みすることもできます。

④財産管理

障害のある子に資産を相続させたい場合は遺言で明記し、遺言執行者を指定する制度があります。

資産を残すだけでなく、資産管理の仕組みを作っておくことがとても大事です。

資産管理に関しては、成年後見制度を使うほか、銀行や生命保険会社等と信託契約を結ぶ方法もあります。

弁護士等の専門家や銀行等の担当者に相談して慎重に検討しましょう。

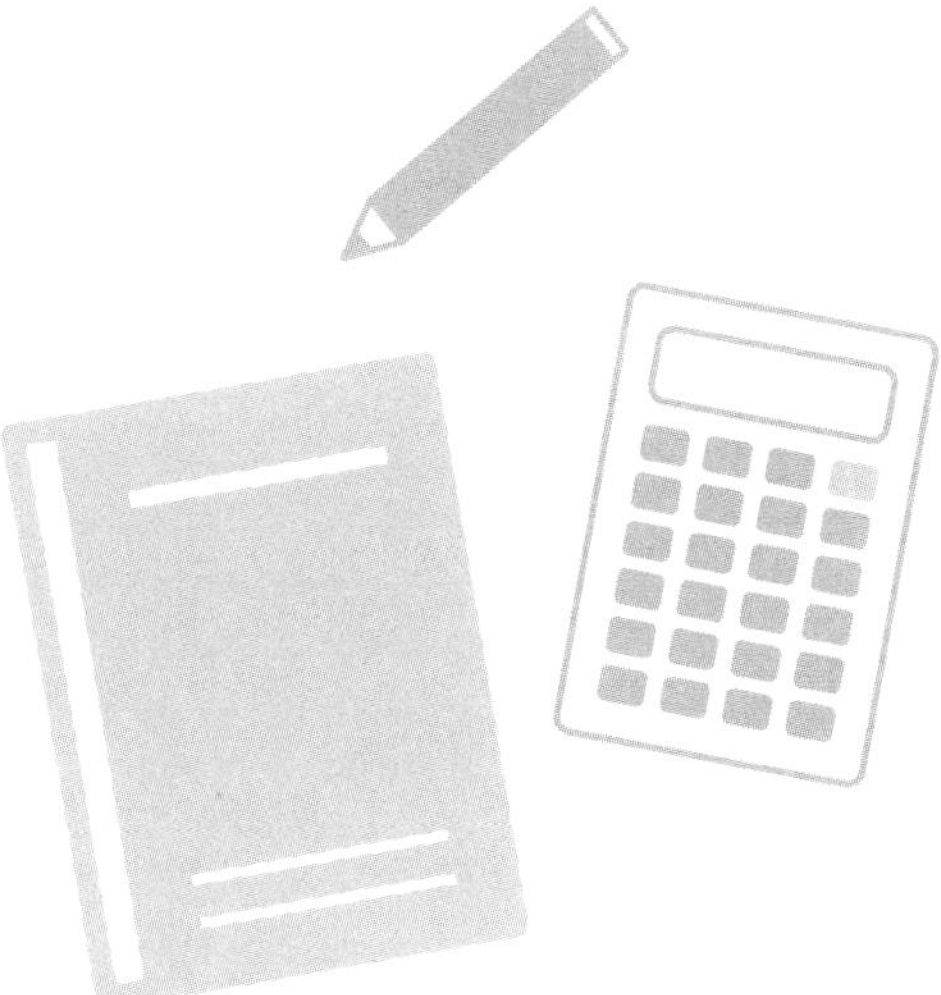

第3章

療育って どんなことをするの？

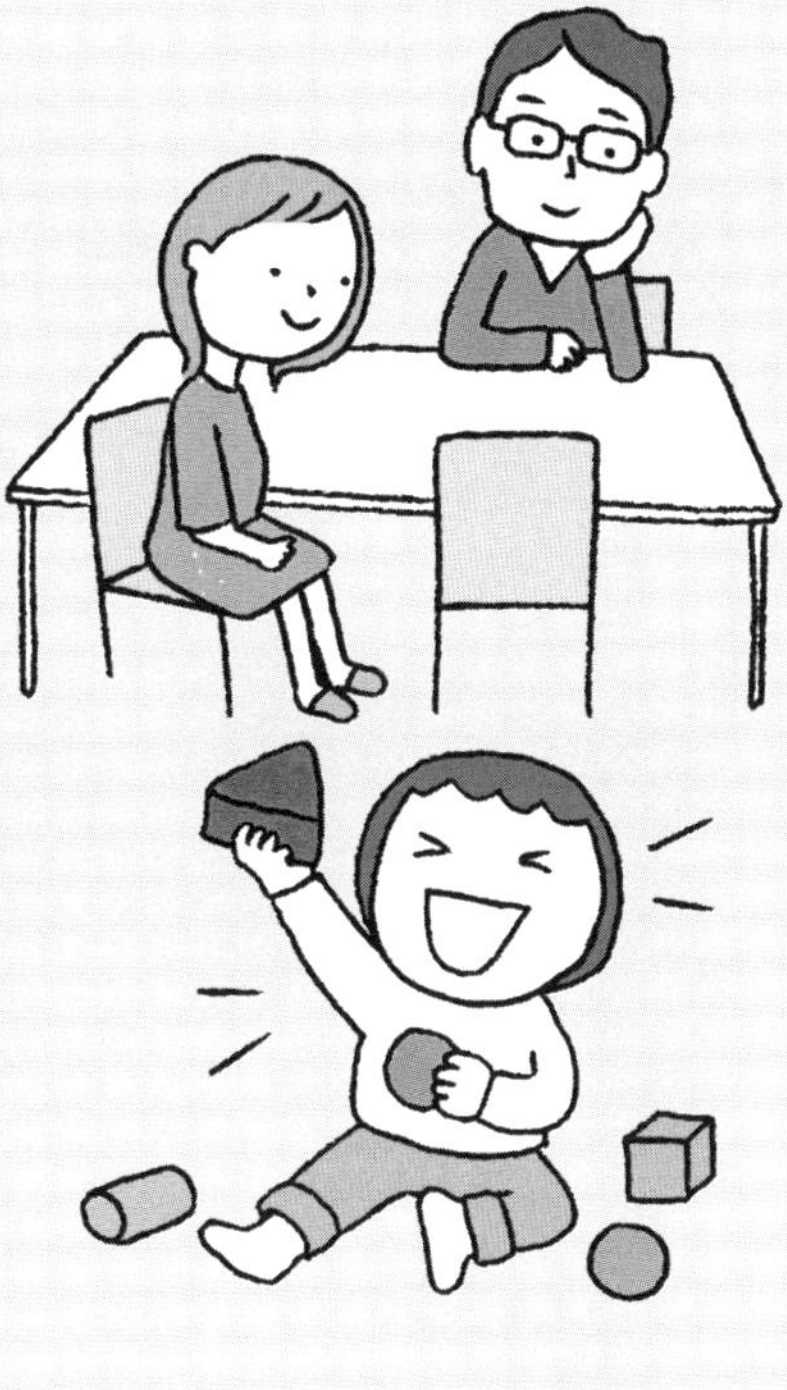

3-1 療育方法や療育機関をどう選ぶか

療育方法の選択と目標設定

発達障害のある子の症状は本当に一人ひとり違うので、同じ診断名でも適切な療育は一人ひとり全く異なります。

診断名でひとくくりにして「自閉症だったらこの療法」と考えるのではなく、「その子」を見て「その子の症状」をみて「その子に最適な療育」を行う。このことは保護者の方にも理解しておいていただきたいことです。

世の中にあふれる○○療法や○○アプローチといった情報を見て、子どもにその療法を熱心に試みる保護者がおられます。

しかし、この療法がいいという判断が先にあって、それを子どもにあてはめることは望ましくありません。先に子どもがいて、その子に何が必要か、という観点で療法を選んでいかないと、かえって状況を悪化させるようなことが起きます。

療育の目標設定にあたっては、運動能力や知的能力の向上をめざすというより、どうしたら家族との暮らしがスムーズにいくか、周囲との関係がよくなり穏やかに生活できるかという観点から考えます。

発達障害のある子は強烈なストレスのなかで生きています。

感覚調整障害で不快、特性のせいでものごとが思うようにいかない、自分も嫌だし、叱られる。自尊心は傷つき、意欲が持てない。

これでは自分らしさや、こう生きたいという願いは生まれません。

だからまず、生活がスムーズに穏やかになるようにしたい。

何をどうするとしてもそれが出発点です。

「子どもが楽しく通う」ことが大事

療育方法は、医師や専門職に、実際に子どもを診てもらいアドバイスをもらって選びたいです。

施設選択を含めて、今行っている療育が子どもに合っているかについては、子どもが楽しく療育に通っているかがひとつの目安になります。嫌がるようなら見直しが必要です。

療育疲れも気をつけてほしいことです。

療育にエネルギーを注ぎすぎて、子どもの生活の中心である家庭と学校等が圧迫されないように気をつけます。

何ヵ所にも通って日替わりでいろいろな人と関わることが、子どもにとってストレスなこともあります。週1〜2回くらいまでが限度ではないか

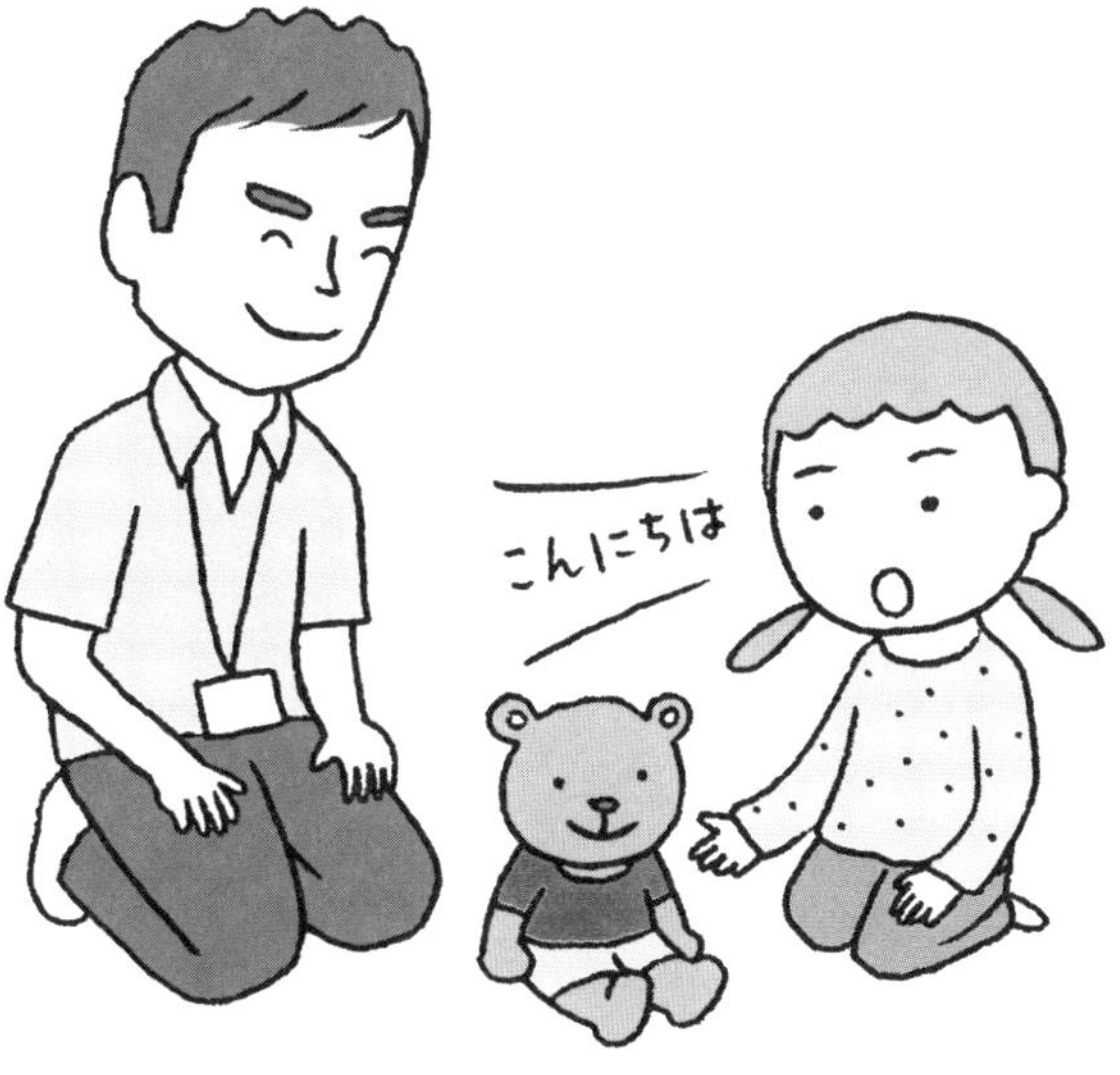

と思います。

各療育機関でどの療法が受けられるかをホームページ等で確認しましょう。そして療育の専門職の力量はさまざまです。いくつかの機関の療育の様子を見学して療育機関を選ぶことをお勧めします。

療育機関は、①保護者が子どもに関して質問できる、②子どもや保護者の支えになる、子育ての助けになる、③療育の目標がみえ、療育に通う意義を感じる、という3点が大事です。

いつまでたってもこれらが全く充たされず、それについて質問しても納得のいく説明が得られないのであれば、療育機関の変更も検討してよいでしょう。

3-2 療育に関わる専門職と関係者

各療法を行える専門職について

療育を行う時間を「臨床」や「セラピー」と言い、療育を行う専門職はセラピストとも呼びます。

作業療法は作業療法士、言語療法は言語聴覚士が行います。

そのほかの療法はセラピストが各自学んで行います。ＡＢＡ（Ｐ88）ができる作業療法士、認知行動療法（Ｐ84）ができる言語聴覚士、という具合です。

療育を行う医師と専門職については、図にまとめました（図３-１）。

図 3-1【療育関係者の役割】

職種	役割
医師 (児童精神科医・発達障害を標榜する小児科医・心療内科医)	• 診断(診断名をつける) • 投薬 • 子どもの健康、発達、発達特性の幅広い知識を持ち、診断名、二次障害の有無、合併症、現状と今後の見通しなどを示す
公認心理師(国家資格) 臨床心理士(協会認定資格)	• 各種の発達検査、臨床での遊びや会話を通して、子どもの発達の水準や特徴を評価する(心理評価) • 認知行動療法を行うこともある
作業療法士 (OT) (国家資格)	• 作業療法を行う • 遊びや運動、作業を通して、子どもの発達支援をする • 運動評価を行い、基礎的な運動能力、日常生活動作などを獲得できるよう援助する • 感覚調整障害、感覚統合の知識があるセラピストが多い
言語聴覚士 (ST) (国家資格)	• 言語療法を行う • ことばの理解や表出、やり取りや会話の力、文字言語の獲得、発音など、コミュニケーションやことばの発達全般についての支援を行う • 保護者と子どもの関わり方のアドバイスをする • 聴覚障害や摂食・嚥下の問題に対応する
音楽療法士 (団体認定資格)	• 音楽を使って子どもの情緒の安定やコミュニケーションの発達をうながす
社会福祉士(国家資格)	• 子どもや保護者が利用できる制度についての相談、医師やその他の関係者との連絡及び調整 • 医療機関の医療相談室などに在籍
相談支援専門員	• 受給者証取得の際、サービス等の利用計画をたてる
その他の支援関係者 地域保健センターの保健師、児童・障害児関連の行政窓口 子育て支援センターのスタッフ、児童相談所、 就学指導員会教育相談委員、社会福祉協議会職員 保育園・幼稚園・小学校の保育士・先生 スクールカウンセラー、特別支援教育コーディネーター、特別支援教育支援員	

3-3 セラピストに聞こう

効果的な療育に

セラピーに対する保護者の理解と、セラピストとの協力で、療育はより効果的なものになります。次のことは本来、セラピストから示すべき事項ですが、もし示されなければ保護者からどんどん聞いてください。

子どもの発達の見通しを聞こう

療育になかなか進展がないと保護者の方は悲観的になりがちです。セラピストはお子さんの「今」の状態だけでなく、これからの発達の見通しを持っています。それを聞くことで、中長期的な見通しのなかで「今」の状態を受け止めることができるようになると思います。

感覚調整障害、発達状況、得手不得手を聞こう

感覚過敏などの感覚調整障害、子どもの得手不得手などを聞きます。子どもを理解し、適切な関わりをするのに欠かせない情報です。

セラピーの目的と意義を聞こう

セラピーを見た保護者の方が「遊んでいるだけで何をしているかわからない」と言うことがあります。もちろん「ただ遊んで」いるわけではなく、目標を設定し、それが達成できるように遊びを設計して関わりながら遊んでいます。

セラピーの目的、意義、なぜその方法をとるか

について、どんどん聞いてください。

家でできることを聞こう

セラピーの時間は多くて週2回、せいぜい2時間です。それ以外の時間を子どもは家庭や学校等で生活しているわけで、そこでどう過ごすかはとても大事です。

家でできること、家で気をつけることを聞いてみてください。たとえば、言語聴覚士との発音トレーニングで少しずつ正しい音が出せるようになったら、家での具体的なプログラムを作ってもらって数分練習するととても効果的です。

ただし、ストレスにならない範囲で行うことが大事です。

家庭や所属機関で困っていることを相談しよう

家庭や保育園、幼稚園、学校などの所属機関での生活のしにくさを減らすことがセラピーの最終的な目的です。家庭や学校等で困っていることがあれば相談して、対応の緊急性の判断や解決方法のアドバイスをもらいましょう。

気持ちを話してみよう

辛い気持ち、不安な気持ちを吐き出し、困っていることを相談してください。保護者を支えることもセラピストの大事な仕事だと私は考えます。

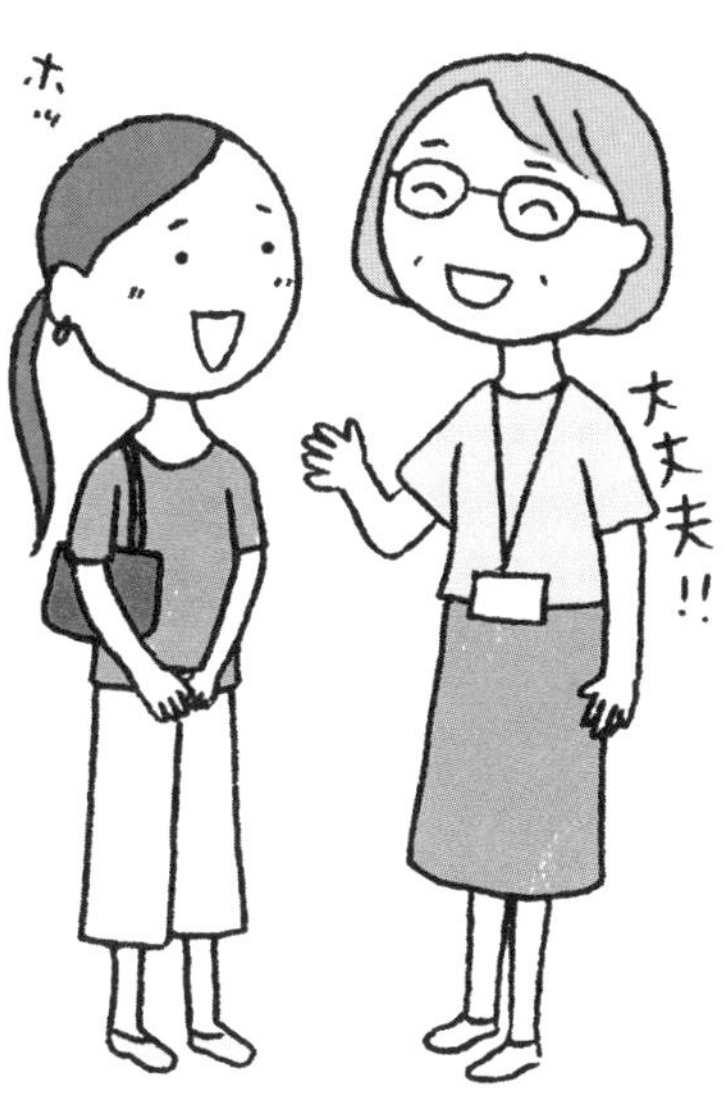

3-4 作業療法

作業療法とは

作業療法士（OT：Occupational Therapist）が担当します（図3-2）。

さまざまな作業や手工芸などを行って、人が生活していくために必要な動作や社会に適応するための能力の回復や向上をめざします。

機能訓練

腕や手指の関節の動きや筋力、手指の細かい動きなど、生活関連動作の前提になる各種機能の訓練をします。

たとえば、ボタンをはめられるようにするため手指を上手に使う訓練をします。

日常生活動作練習

子どもの動作を分析して、着替え、食事、排せつなどの生活関連動作がうまくできる方法を検討し、自分でできるように練習します。

社会生活の援助

社会性を育むためのグループ活動をしたりします。

臨床をよく見ていると、理屈がわかり、家で応用できることをみつけられます。セラピストと相談した上で実践してみましょう。臨床↓家で実践↓臨床で強化というサイクルが効果的です。

図 3-2【作業療法】

機能訓練

貼り絵
手指を使った細やかな動作

遊　具
全身を大きく使う体の使い方

紐通し
目と手を協応させる

バランスボール
身体運動の土台となる身体の筋緊張や身体の安定感などの向上

日常生活動作練習

食事・整容
(身だしなみを整える)

更衣・排尿・排便・入浴などの動作を練習する

社会生活援助

さまざまな遊びや余暇活動を通じて、心の安定や忍耐力、人と関わる力をつける

3-5 言語療法

言語療法とは

言語療法は、遊びを通じたコミュニケーションでことばの発達をうながします。言語聴覚士（ST：Speech Therapist）が行います。

子どもがことばを覚える原動力は、周囲とのコミュニケーションのなかで生まれる、わかりたい、伝えたいという欲求です。発達障害のある子は乳幼児期から人とのコミュニケーションが不十分な結果、ことばの発達が遅れがちになります。

言語療法では、単にことばを教えるのではなく、遊びを通じたアプローチで、その子の発達全体に働きかけて、ことばやことばに代わる表現方法を獲得できるよう支援します。

遊びを通じて人への関心を引き出す

本人の遊びを邪魔しないようにしながら、徐々に人への関心を持つようにしていきます。「遊んでばかりいる」と思われがちですが、行動を予測し引き出すよう目的を持って遊んでいます。

コミュニケーションの補助手段を身につける

音声言語の代わりになったり、補助したりするコミュニケーション手段（身振り、手話、写真やシンボル、文字言語）を使えるように支援します。

このほか、聞こえ、言い間違い、発音、吃音、場面緘黙に対応する、食べ物を取り込む、嚙む、飲み込む等が上手にできるように支援します。

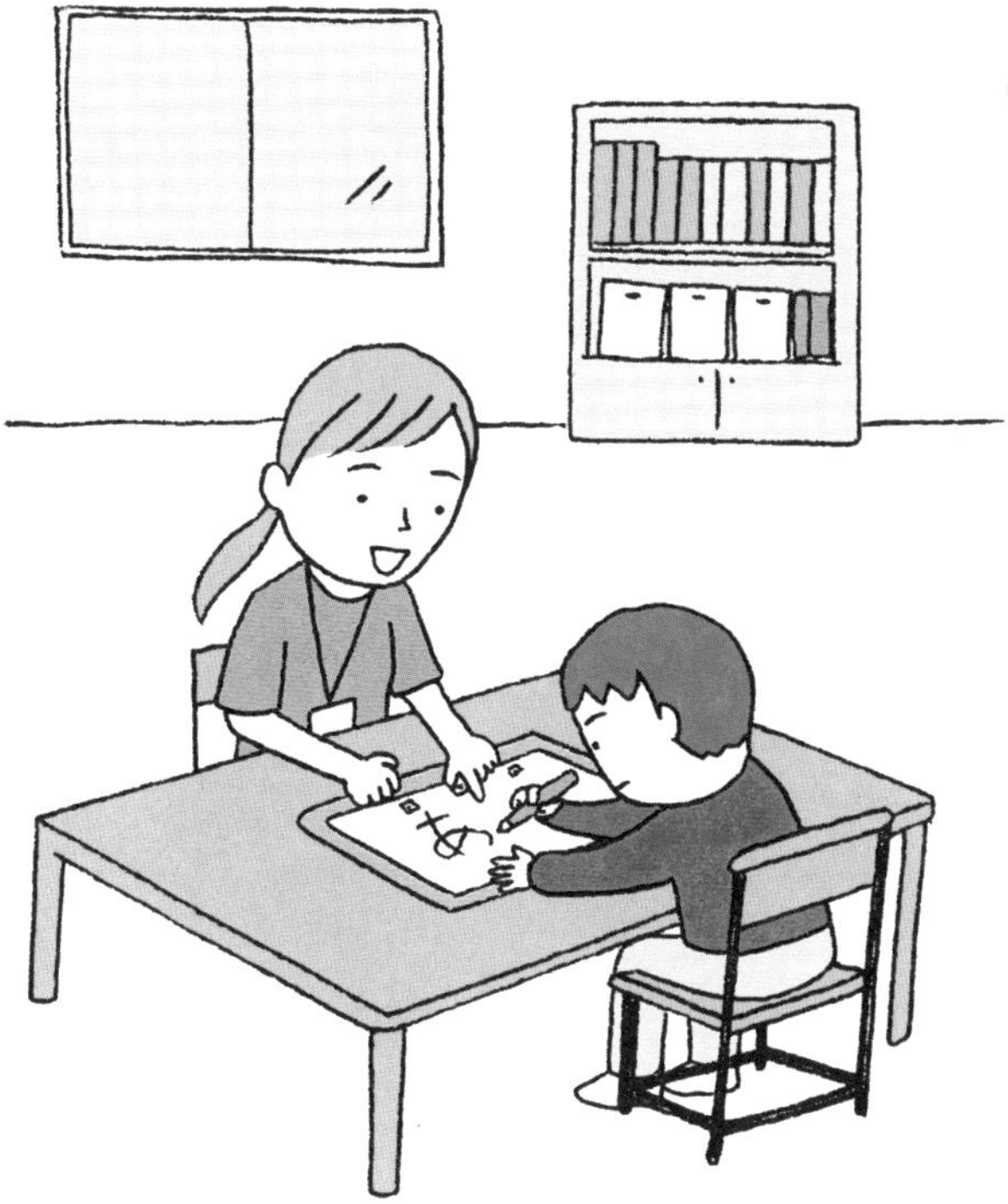
あ

3-6 感覚統合療法

なめらかに動くには感覚の積み上げが必要

人は、①7つの感覚（視覚・聴覚・嗅覚・味覚・触覚・固有覚＝骨と筋肉の位置と傾きに関する感覚・前庭覚＝回転や傾き、スピードについての感覚）を脳に送り、②その感覚を脳で統合し（感覚統合）、③統合した情報に基づいて筋肉を動かして動作します。

発達障害の場合、①～③のいずれかでのつまずきがあり、そのため、不器用だったり身体がうまく使えなかったりします。感覚統合療法では、感覚の入力や感覚の統合が適切にできるような活動をします（図3-3）。

自然のなかで身体をダイナミックに使うと、木

図 3-3【感覚統合療法】

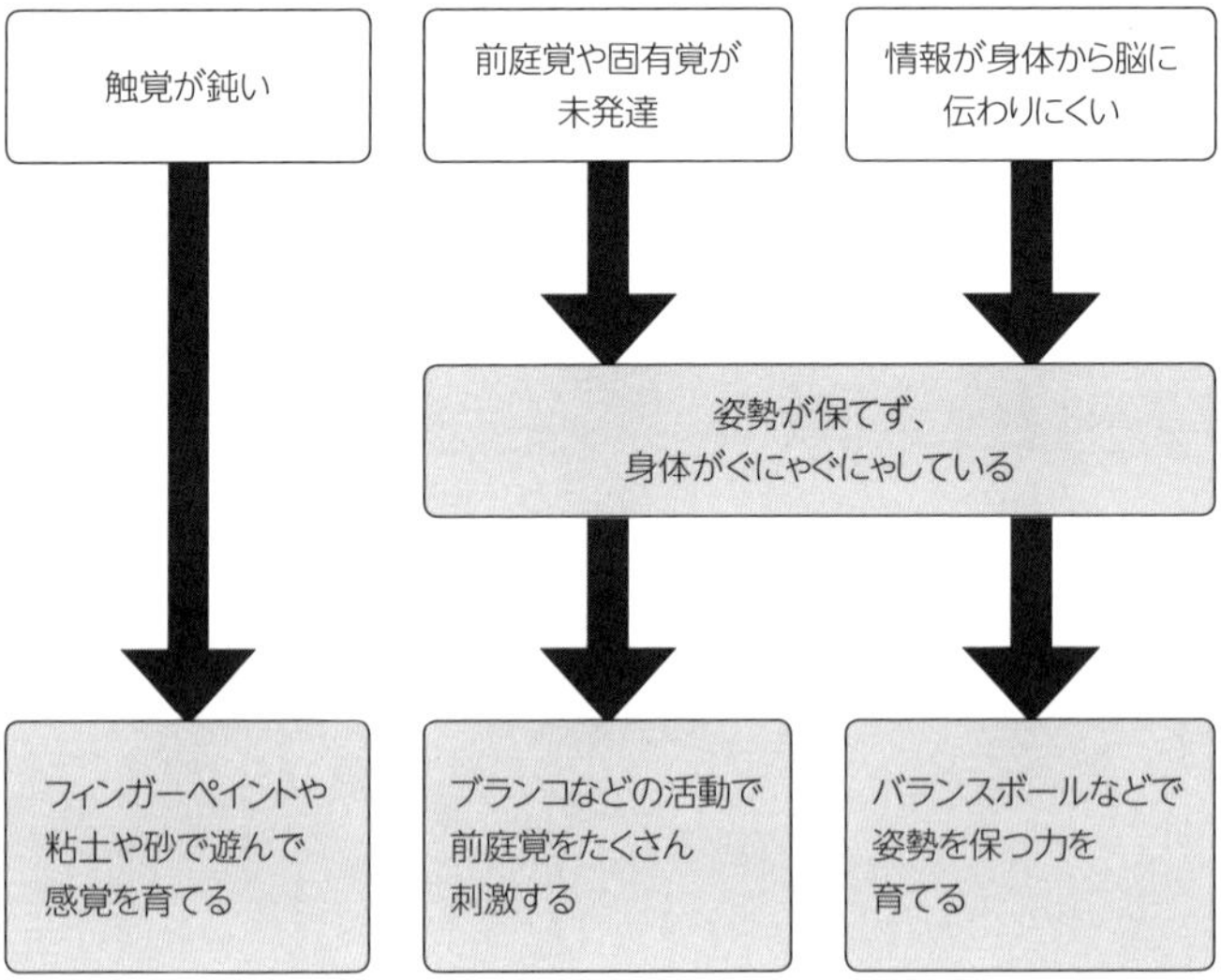

肌や土の感触（触覚）、草の臭い（嗅覚）、チラチラ変わる木漏れ日（視覚）、風の音（聴覚）、前庭覚、固有覚などの多様な感覚が総動員されます。近くの公園でも結構です。自然のなかで「楽しいな」と感じながら身体を思い切り動かして遊ぶ経験は感覚統合機能を高める上で有意義です。

感覚の問題への対処

発達障害のある子は、足りない感覚刺激を求める行動をすることがあります（感覚探究）。関節や筋肉からの刺激が弱く、その感覚を欲しがってやたらにピョンピョン跳ねる等はその例です。不足している感覚刺激を充たしてあげるためにトランポリンなどで関節や筋肉からの刺激をたくさん送ってあげます。触覚や固有覚の刺激を求める子はきつめの服で身体を圧迫気味にすると安心します。

逆に刺激に過敏すぎてその刺激を避けることもあります（感覚回避）。音に過敏な場合にはイヤーマフで音を遮断する等、光に過敏な場合には遮光レンズメガネの使用等の対応をします。

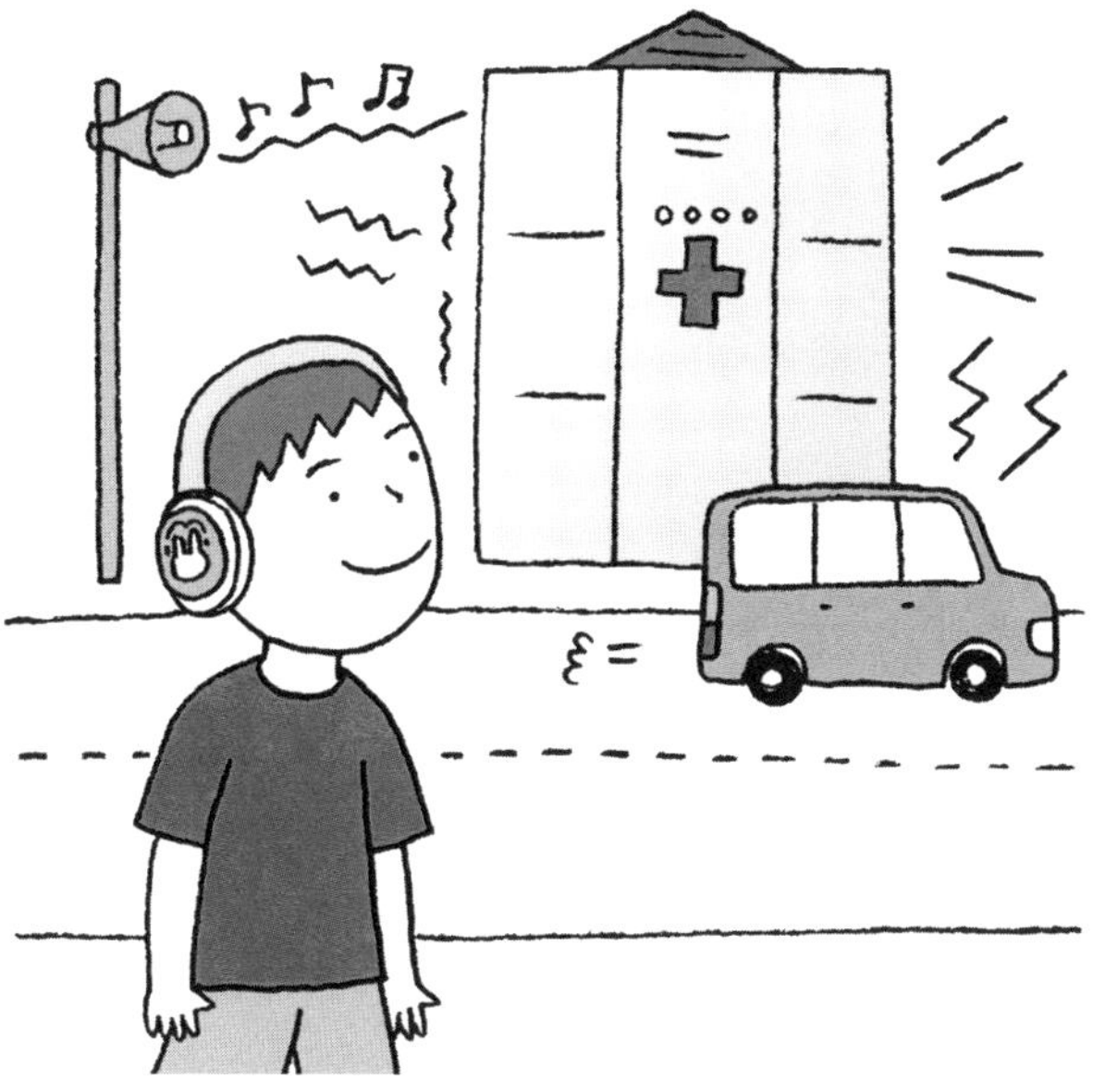

3-7 音楽療法

音楽で子どもの生理・社会性・心理に働きかける

音楽には、以下のような働きがあります。

①リラックスさせたり興奮させる

②ことばがなくても音楽でコミュニケーションをとれる

③不安やストレスを軽くする

音楽療法の有効性に関しては、音楽の自律神経系、免疫系、ホルモン系への影響の側面から研究が重ねられています。

表現方法の可能性

自閉症スペクトラムの人たちは音楽への感受性が平均以上ともいわれます。自閉症スペクトラムの人にとって楽器や歌が表現手段となりうるとして、取り組みがされています。

癒やし

発達障害のある子は緊張すると、人とのコミュニケーションや周囲のできごとに意識を向けにくくなる傾向があります。そのため、興奮、緊張を解きリラックスすることがとても大事です。気持ちを落ち着かせたり、リラックスするのに音楽を使うことができます。

ひとりで行うもの、グループで行うものがあり、それぞれに能動療法と受動療法があります（図3-4）。

図 3-4【音楽療法】

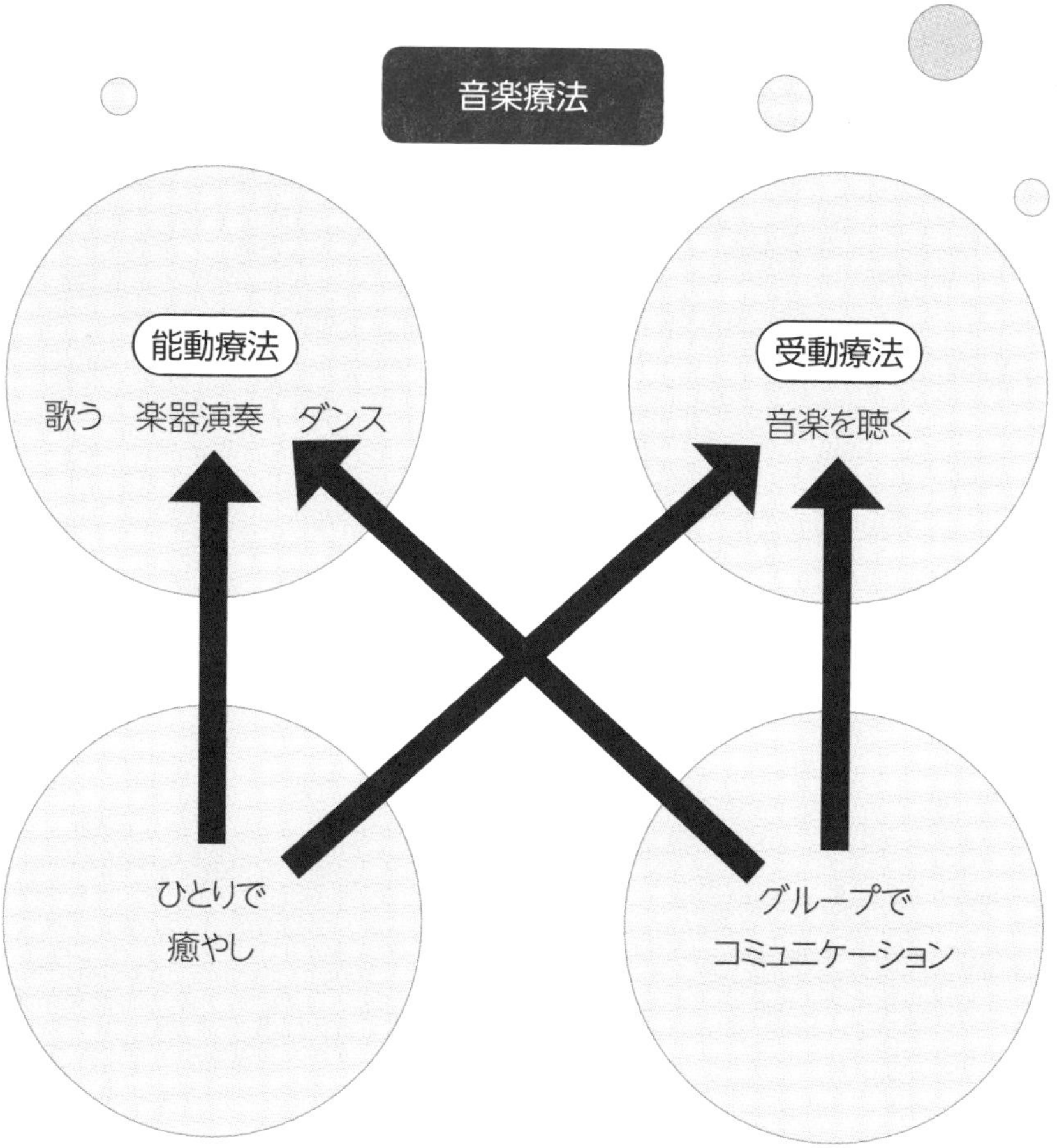

音楽で気持ちを落ち着かせたり
リラックスさせたりする

グループで一緒に楽器で音を出したり、相手が鳴らした音に呼応する

ことばがなくてもコミュニケーションが成立する

↓

コミュニケーションの楽しさを知ると他の場面でもコミュニケーションへの意欲につながる

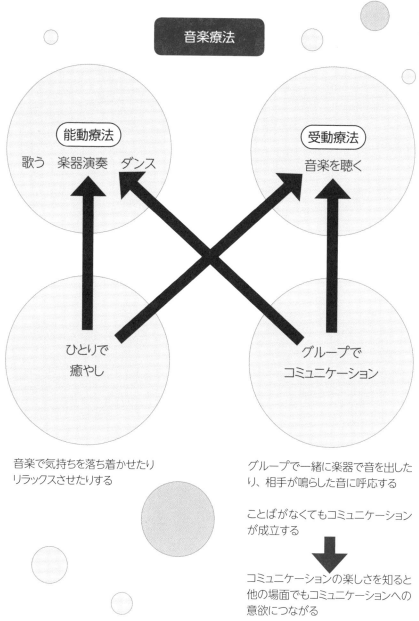

3-8 ビジョントレーニング

目を使う力を鍛える

発達障害のある子の60%以上は、何らかの形で眼球運動に問題があると言われています。そのため、モノを探したり、読み書き、板書の書き写しが苦手です。

また、姿勢やスムーズな動作には、ものの位置や向きを認識する能力（視空間認知力）が必要ですが、この力が弱いことがあります。そのため姿勢の保持やスムーズな動作が苦手、だから運動が苦手になりがちです。

ボディイメージ（自分の身体を細かく認識し意識して使うこと）が持てない、図形認識が苦手で文字の形が覚えられない、文字の書き写しが苦手、というようなことも起きています。

ビジョントレーニングは、「見る」力の基盤である眼球運動能力や視覚認知力の向上をめざすもので、書字や読字、運動面での苦手さなどの克服において成果をあげています（図3-5）。アメリカにはオプトメトリスト（検眼士）という専門資格があり、日本にも有資格者がいます。

昔の遊びは、外遊び、折り紙やけん玉など、目と手を協力させてするものでした。だから子どもは遊びのなかで、自然に目を十分に動かす力や目と手を協力させる力を獲得しました。しかし小さい画面のなかだけでする「ゲーム」が遊びの中心である現代では、「目を使う力」は育ちにくいのです。

図 3-5【ビジョントレーニング】

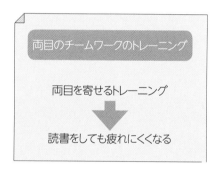

ビジョントレーニング

ゆっくり目を動かすトレーニング

線を指で追う、なぞる

↓

書く力の向上

すばやく目を動かすトレーニング

1点から1点に目をジャンプ!

↓

文字をスムーズに読めるようになる

ボディイメージのトレーニング

先生と同じポーズをとる

↓

ボディイメージを鍛え、
視空間認知力を育てる

両目のチームワークのトレーニング

両目を寄せるトレーニング

↓

読書をしても疲れにくくなる

視空間認知のトレーニング

見本図と同じようにスティックパズルを
並べるなど触覚や運動と視覚情報を
結びつけるトレーニング

↓

視空間認知力を育てる

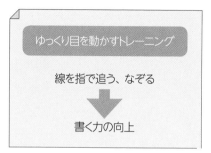

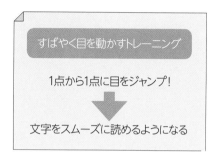

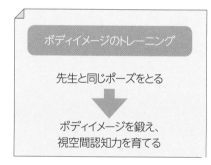

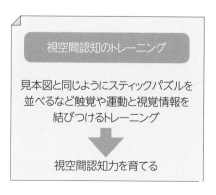

3-9 認知行動療法

ものとらえ方を変えて問題に対処する

認知行動療法（CBT：Cognitive Behavioral Therapy）は不安や怒りなどの問題に対する認知（ものの受け取り方や考え方）を少しずつ変えることで、問題に対処しようという心理療法です。不安障害やうつ病の治療に用いられ、効果が実証されつつあります（図3‐6）。

自閉症スペクトラムの子の不安、怒り、恐れなどからくる問題に認知行動療法で対処することが進められています。

認知行動療法は、その知識を持つ医師や公認心理師、臨床心理士などが行うことができます。

たとえば自閉症スペクトラムの子は怒るとそれをコントロールすることができず、すぐに相手を攻撃するなどの行動に出ます。認知行動療法で、怒りで攻撃することにならない考え方、行動を学びます。

わかりやすく受け入れやすく

子どもにわかりやすく、そして考え方を受け入れやすいよう、絵や図形、子どもが興味を示すキャラクターや漫画や動画などを使うことが多いです。

子ども単独より、子どもと親の両方に実施したほうが有効であったという報告があります。

図 3-6【認知行動療法】

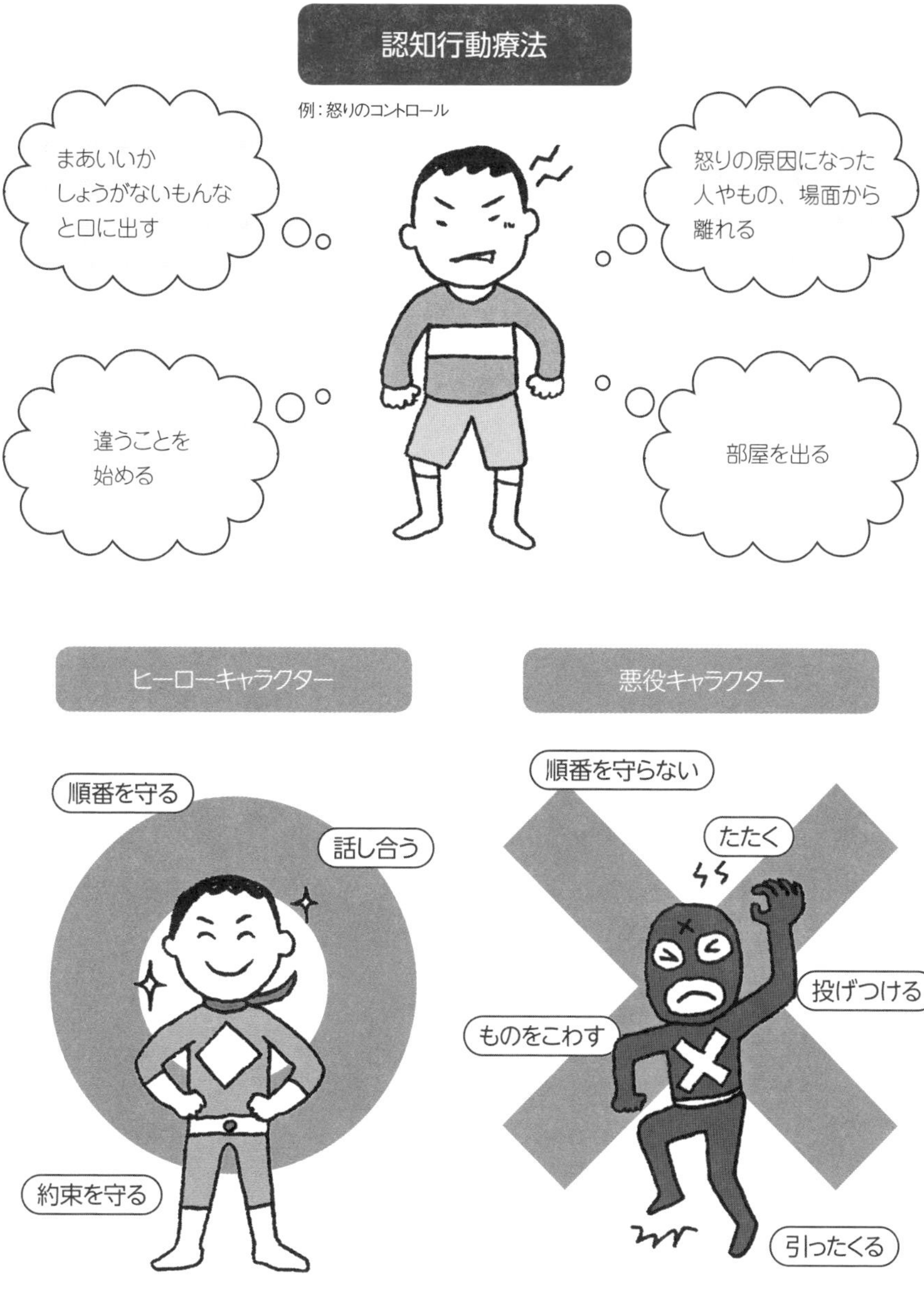
認知行動療法
例：怒りのコントロール
まあいいか
しょうがないもんな
と口に出す
怒りの原因になった
人やもの、場面から
離れる
違うことを
始める
部屋を出る
ヒーローキャラクター
悪役キャラクター
順番を守る
話し合う
約束を守る
順番を守らない
たたく
投げつける
ものをこわす
引ったくる

3-10 TEACCH

✤暮らしやすいように環境を構造化する

ＴＥＡＣＣＨ（Treatment and Education of Autistic and related Communication handicapped Children）では、自閉症スペクトラムの認知スタイルを、変える必要がない自閉症スペクトラムの「文化」ととらえ、その独特の認知スタイルに合った方法（構造化）を考えます。

さまざまな構造化がありますが、特に目で見える形にすることは（視覚的構造化）、音声言語よりもイラストや写真のほうが理解しやすいという自閉症スペクトラムの認知スタイルに合った関わり方です。

構造化によって自閉症スペクトラムのある人は、以下のことができるようになると期待されています。

①やるべきことの内容がわかる
②混乱せず時間の流れが理解できる
③やるべきことに注意を適切に向けることができるようになり、自律的に行動できるようになる

「構造化」は、発達障害、特に自閉症スペクトラムのある子との生活では大変有効な方法です。具体例（図３－７）を参考に工夫してみてください。

構造化などの「子どもの認知スタイルに合わせた関わり」をしていくことで、子どもの「安心感」と「わかる」という、子どもにとって重要な効果が得られます。参考にしてください。

図 3-7【ＴＥＡＣＣＨ】

TEACCH

一日のスケジュールの理解

一日のスケジュールを写真などで示す

（スケジュール）

↓

今何をしていて、次に何をすればいいのか目で確認できる

場所と活動をセットにする

学校の支度は机のわき、
着替えはソファーの前、等
場所を決める

（物理的構造化）

決まった手順と習慣

いつも同じ手順で作業することで
普段の生活を安定したものにする

お菓子の量のコントロール

菓子を表すカードを用意し、
カードを渡すとお菓子がもらえる
ルールを理解してもらう

（視覚的構造化）

↓

渡した分のカードで
一日のお菓子は終わりということを
目で確認できるので、際限なく
食べることを防げる

ワークシステムを使った情報伝達

何をするのか、どうやってするのか
どうなったら終わるのか
終わったらどうするのかを
構造化して伝える

↓

課題プリントを左の棚の上から
下に向かってABCの順に並べる
一番上の段のＡの課題が終わったら右のフィニッシュボックスに入れる
次は、次の段のＢの課題をやって
フィニッシュボックスに入れる
全ての課題を
フィニッシュボックスに入れたら休憩

3-11 応用行動分析（ABA）

きっかけと行動と結果を分析する

応用行動分析（ABA：Applied Behavior Analysis）では子どもの気持ちや行動の原因を、①きっかけ→②その子の行動→③結果という3点から機能的に分析します。

たとえば、自宅やお店でお菓子が欲しくなったとき、泣き叫ぶとお菓子がもらえるとします。この場合①お菓子が欲しくなったときにお菓子を見てしまう（きっかけ）→②泣き叫ぶ（行動）→③お菓子が手に入る（結果）ということです。

ABAではこの分析をもとに、泣き叫ぶという行動を減らし、ほかの行動に置き換える方法を探します。

ABAの実践例

先ほどの例では「泣き叫ぶ」行動で「お菓子をもらえる」という結果が得られてしまっています。「泣き叫ぶ」行動を起こさせないためには、「泣き叫ぶ」→「買わない」という結果を作ります。

つまり泣き叫んでも無視し、その日は帰る。そして次は「泣かなかったら、お菓子を買う」約束をします。そして最初は「お菓子が欲しくなるが泣き叫ばないですむ」程度の短い時間を保護者が設定し（たとえば買い物時間を短くしたり、お菓子を欲しがっても、短時間は家にお菓子があることがわからない状態を作るようにする）、「泣かない」と「お菓子がもらえる」という結果を得られるようにします。

こうして「結果」を変えたり（買わない）、「きっかけ」を変えたり（泣き叫ばずに待てる程度の時間お菓子が見えない）することで、「泣き叫ぶ」という行動を軽減していきます。

生活しやすくなる行動の獲得をめざす

ＡＢＡの手法を使う際に注意してほしいのは、具体的な目標設定をする際には、次のような視点で考えることです。

①子どもが望む行動の獲得
②子どもが生活しやすくなる行動をうながす
③その行動のせいで子どもの生活がしにくくなっている行動をやめる
④子どもにとって負担が少ない

ＡＢＡは、大人が望むように子どもの行動を変えるためのものではありません。このことを忘れてはならないと思います。

泣き叫ぶ行動は子ども自身を生きづらくさせます。だからそれは子どもにとっても変えたい行動であり、だからこそ目標とされるべきなのであって、決して「大人が困るから」行動変容をめざすということではないのです。

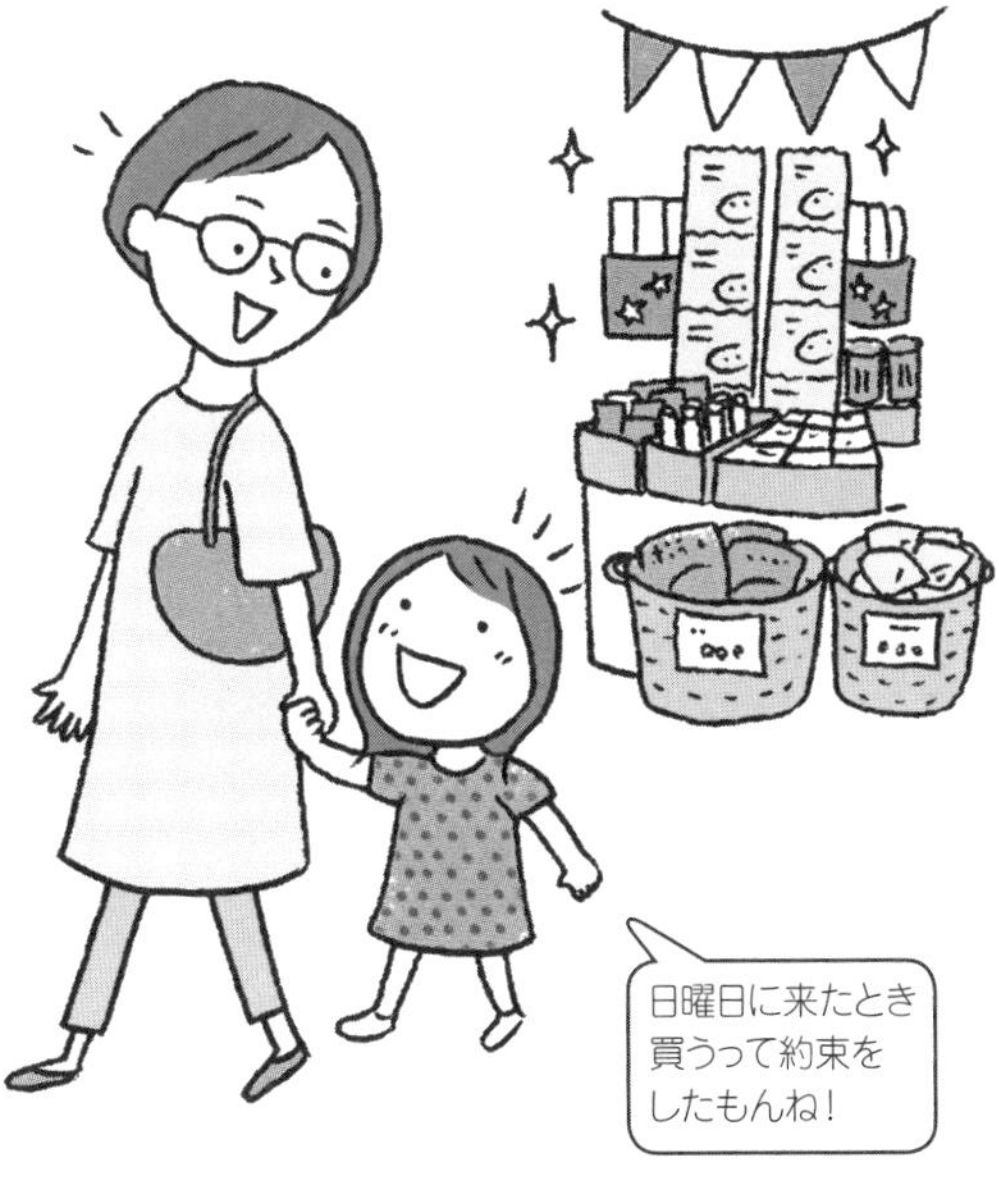
日曜日に来たとき
買うって約束を
したもんね！

3-12 ソーシャルスキルトレーニング

意識的にソーシャルスキルを教える

人と人とが円滑に関わっていくには、家庭や学校社会でのルールの理解、感情のコントール、ほかの人の感情に気がつく、自己理解と自己表現、他者への配慮と思いやりや気遣いなど一定の知識と技能、コツが必要です。これをソーシャルスキルといいます。

ソーシャルスキルトレーニング（ＳＳＴ：Social Skill Training）は人の感情の読み取りや、自分の感情のコントロールが苦手という、発達障害の子どもの特性の理解を前提にして、彼らのソーシャルスキル獲得を目標に行われます。

ＡＢＡ同様、目標は「保護者が望むこと」ではなく「それを獲得すると本人が生活しやすくなるもの」にします。

ソーシャルスキルを獲得するのは長い道のりです。挨拶のスキルなどは比較的獲得しやすいですが、人の感情の読み取りなどは、自閉症スペクトラムの子の場合、大変なエネルギーを要したり、結局わからないこともあり、獲得がとても難しいのです。トレーニングしたことが実際の場面でうまく活用できなくて、混乱して苦しむ人もいます。

周囲の大人は、ときに「待ち」、ときに周囲の人が自分の気持ちを明示し、どうしてほしいかをはっきり言うなど、子どもの特性に沿った対応をすることを辛抱強く繰り返し、子どものソーシャルスキル獲得を支援したいものです。

Column

イギリスの自閉症協会の基本理念【SPELL】に学ぶ

イギリスの自閉症協会の基本理念はその頭文字をとって【SPELL】と言われます。

S＝Structureは、「構造化」（具体的かつ明確に、いつまでに、何を、どうするか、終わったらどうするのか等を提示、視覚的なスケジュール等の提示。3-10「TEACCH」参照）によって、先を予測できない不安のなかにいる発達障害のある子が、これから何があるのかがはっきりわかる「安心できる環境」を作ろうという考え方です。

P＝Positive approach（肯定的な対応）は、成功体験を積み、自尊心を高め、持てる力を伸ばしていくことです。ことばかけも否定形ではなく、肯定的に（たとえば「走らない」ではなく「歩きます」）、そして具体的にどうすればよいのかを教えていきます。

E＝Empathy（共感）は自閉症スペクトラムのある人の認知的・処理的特性の理解に努め、尊重することです。

L＝Low arousal（興奮を低く）は、生活環境が不必要な興奮やストレスの要因とならないように、配慮ある対応を行うことです。

最後のL＝Links（連携）は、家族、関係者、施設、地域など、幅広い連携や協力を大切にしようということです。

【ＳＰＥＬＬ】に相当することがらは本書のなかでも各所で触れていますが、いずれも療育において、大変に重要な考え方や対応法です。

「魔法をかける」ことを英語で、cast a spell と言います（cast a spell on you〔君に魔法をかける〕）。

【ＳＰＥＬＬ】は、自閉症スペクトラムのある子と家族の困難を軽減し、生活を豊かにする「魔法のことば」。いつも頭においておきたいと思います。

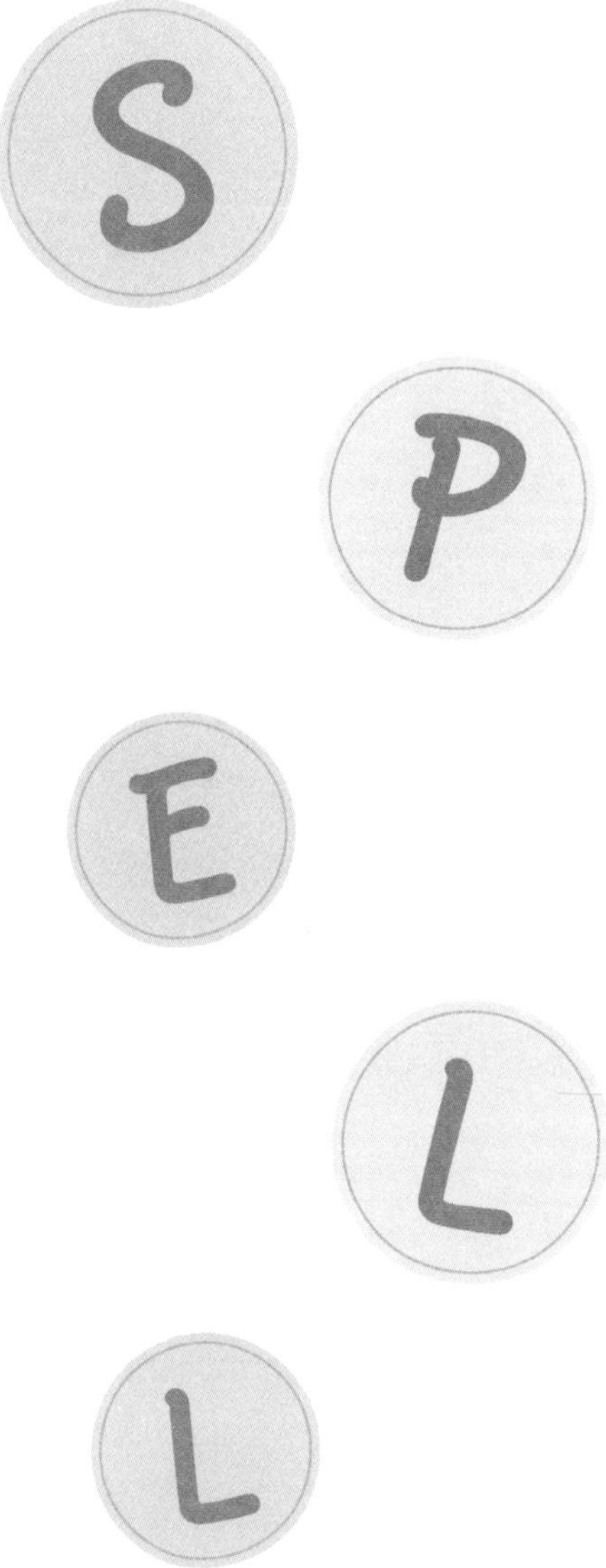

第4章 家庭での療育

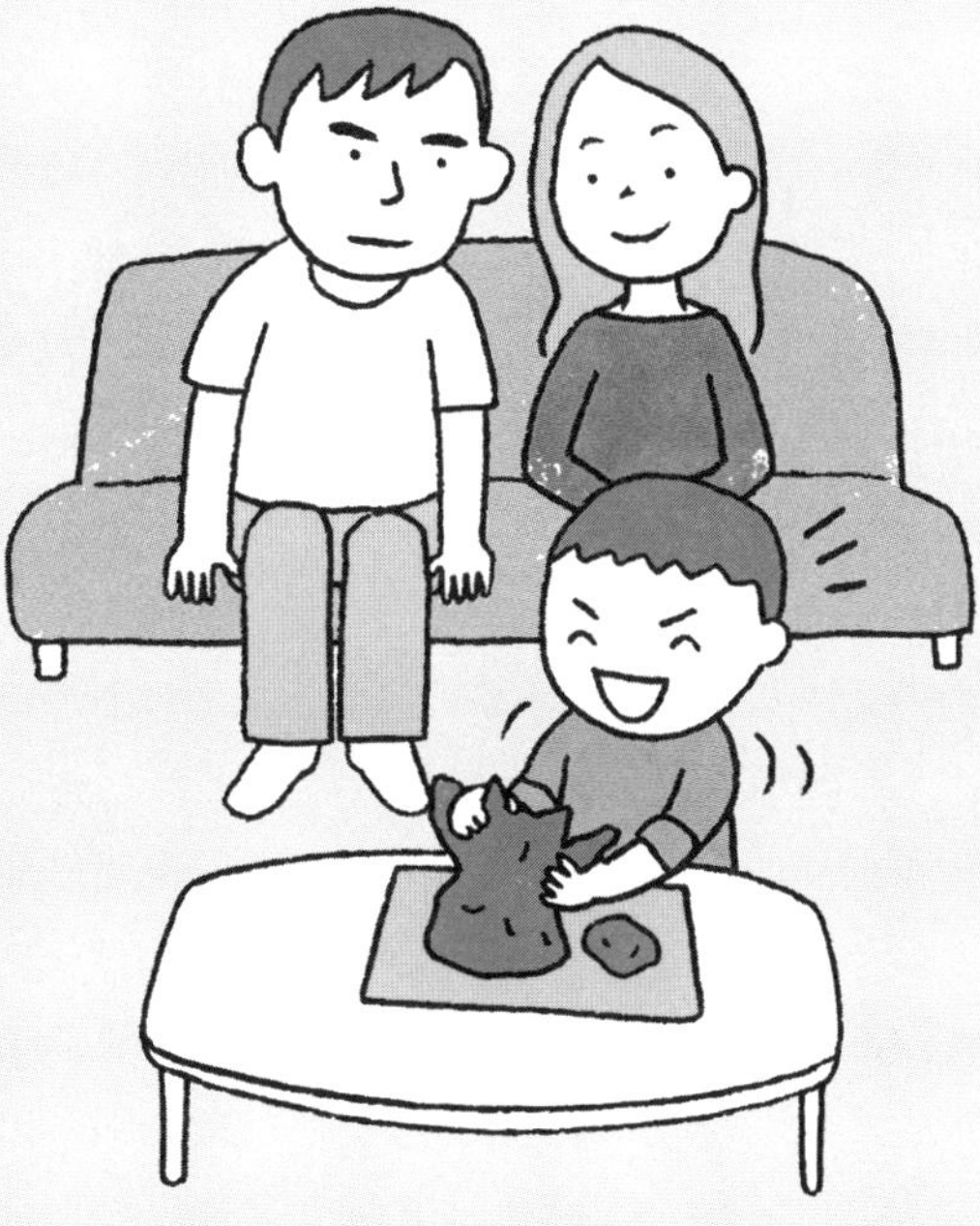

4-1 家庭だからできること

愛情を与える

赤ちゃんは周囲の大人から愛されることで「生きていていいのだ」と感じ、自分の価値を感じるようになります。

自分の価値を感じられて初めて人は、意欲を持って生き、成長できるのです。愛されることは人の意欲の源であり、成長の源です。

子どもは1歳を過ぎると、初めて出会う場面では保護者の表情を見て大丈夫か危険か判断するようになります（社会的参照）。そして社会的参照を繰り返すなかで、この人を参照していれば大丈夫と知り、保護者を信頼するようになります。しかし発達障害のある子、特に自閉症スペクトラムの場合、社会的参照をあまりしません。だから保護者を信頼することが「できない」のです。

この世に信頼できる存在がないことがどれほど心細いことか。彼らのこの状況を理解して、彼らにとって信頼できる人になりましょう。

それにはどうするか。

彼らが困っているとき助けましょう。最初から「これでうまくいく」と大人の考えを押しつけてはいけません。彼らがどうしたいのかを引き出し、「だったらこうしてみたら」と伝えます。必要なときは一緒に考えるというスタンスです。困ったら一緒に考えて助けてもらえる、うまくいく、この経験を積み重ねることで、子どもは少しずつ保護者を信頼するようになります。

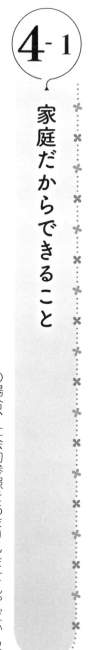

「好き」をみつけられるよう応援する

楽しい、嬉しいと思うことは、人が生きていく上でのエネルギーになります。子どもが好き、楽しい、嬉しいと思えることがみつかるように子どもの興味を大事にし、子どもの好き、楽しいを応援してあげましょう。

電車が好きなら電車の本を書店に探しに行く、図書館で借りる、乗りに行ってもいい。

子どもが好きなものを否定しないで認める、子どもの好きなものに興味を示す、子どもに好きなものがあることを喜ぶことで子どもは好きをふくらませていけます。

好きがまだみつからない子どもには、押しつけにならないように気をつけながら、好きがみつかるよう、さまざまなことを経験させてあげましょう。

子どもの小さな夢をたくさんかなえる

やりたいことができた！

それは子どもが小さな夢をかなえたということです。その経験は生きる自信に直結します。

家庭生活は、子どもの夢をかなえてあげられる機会にあふれています。

お母さんみたいに、不思議な泡で汚れたお皿をピカピカにしたい。

お父さんみたいに、シュワシュワの泡が盛り上がるようにビールを注ぎたい。

やりたいと言ったらときどきでも、危険にだけは注意して、ぜひさせてあげてください。そうして、自分は何事かをなせるのだという経験を、たくさん積ませてあげてほしいのです。

親に聞きながら成功することで、人に助けてもらいながら問題解決をすることも学べます。

4-2 食事・排せつ・睡眠、運動・遊び

食事・排せつ・睡眠

食事・排せつ・睡眠が乱れていると心身が安定しないので、意欲的になれませんし、落ち着いて療育に取り組めません。

まずは食事・排せつ・睡眠を整えましょう。

食事を整える

決まった時間に食べる、食事どきに空腹になるようにする、お菓子類は量を決めて与える等の工夫で、食事で栄養をとるようにします。

特に朝食は大切です。

偏食も多いです。感覚過敏で食べられないものを無理やり食べるのは大きなストレスです。

基本的に無理強いはせず、少しずつ食べられる食材を増やしましょう。

排せつを整える

便秘の子も多いです。便秘は不快なだけでなく、血流や自律神経、睡眠、ひいては脳に影響するとされます。水分摂取やバランスのよい食事、運動、加えて医師への相談も考え、スムーズな排便をめざしましょう。

睡眠リズムを整える

睡眠中には重要な「成長ホルモン」が分泌されます。十分に睡眠をとりましょう（乳児14時間、幼児12～13時間。昼寝を含む）。

早寝早起きが大事です。だいたい同じ時間に起こして朝日を浴びる、よく運動する、就寝2時間前の入浴、寝るときは部屋を暗く静かに、寝る前のおもちゃやゲームの禁止、特にスマホを見るのは避けます。

状況によっては、医師による投薬も検討します。

運動をする、遊ぶ

発達障害のある子は筋緊張が低い、ボディイメージが未形成、複数の動きを同時にすることが苦手なことが多く、運動が苦手、嫌い、ということがよくあります。

しかし、身体を大きく使って動くことは食事・排せつ・睡眠を整える上でも大事なので、わずかな時間でも、運動などの身体を大きく使う動きを生活に取り入れていきたいものです。

「できる」「できない」にこだわらないで、身体を使って「楽しむ」ことを目標にして、次のような運動や遊びをしてみましょう。

粗大運動

歩く、走る等を要素とする遊び、平均台やトランポリン等のバランス感覚を養う遊び、ロープを引っ張る、バットでボールを打ったり投げたり、操作する遊び、そして鉄棒にぶら下がる、重い荷物を押したりするなどの筋力を使う遊びなど、本人の興味関心に応じてやってみましょう。

日常のなかでの運動

家事で身体を動かすこともいいことです。布団の上げ下ろしや持ち運び、雑巾がけ、買い物袋の持ち運びなども立派な運動です。

安全を確保できるなら、一緒にスポンジで風呂を磨くのもとてもいい運動になります。

じゃれつき遊び

お父さんお母さんの身体にぶら下がったり、ぶら下がりながらのでんぐり返し、高い高いや大人が四つんばいになって子どもがお腹に巻きつく「ブタの丸焼き」なども楽しいです。

4-3 お手伝いの経験を積む

家事はとても学びやすい行動

子どもは大人が家事をする様子を自然とみているもので、家事には決まったやり方があることや、ルールに従わないと、ケガをしたり（熱いヤカンに触って火傷する）、いい結果が出ない（そっとね、というのに乱暴に注ぐと大事なジュースをこぼしてしまう）ことを知っています。

やることや、やった成果を目で確認しやすいのも家事のいいところです（皿を洗えばピカピカになる）。

また子どもたちは、物や道具の適切な扱い方を知っているのは大人であることを、よく理解しています。そのため、大人の物や道具の扱い方を一生懸命まねしようとしますし、アドバイスもよく聞きます。

家事は学びやすい学ばせやすい行動なのです。

家事のお手伝いはいいことだらけ

家事のお手伝いをするとありがとうと言われま

す。「ありがとう」と言われることの少ない発達障害のある子にとって、貴重なチャンスです。

ハーバード大学のグラント・スタディ（Grant Study）という研究では、家事をして、できる、ほめられた、感謝される経験を積むことが、自信や社会性を育むという結果が出ています。

家事は、子どもたちが「自分は人の役に立つ人間だ」と小さいころから実感できる経験としてとても大切なのです。

家事を学ぶなかでことばも覚えます。

家事に含まれる動作ができるようになることは、ほかの場面での生活能力の向上に直結します。

布団の上げ下ろし等は運動になりますし、家事で機能トレーニングをすることもできます。たとえば机の下の床拭きは、屈んで自分の身体を机にぶつけないようにしながら作業することで、ボディイメージのトレーニングになります。

洗濯物を運ぶ、炊飯器や掃除機のスイッチオン、スポンジの泡立て、食器を流しに運ぶ、靴をそろえる、幼くてもできるお手伝いは多くあります。

最初は毎日の家事を見せるだけで結構です。

子どもが興味を持ったら、邪魔されるだけと思わず、根気強く少しずつやらせてみてください。

もちろん無理強いは禁物です。子どもの様子をみながら少しずつ誘ってみてください。

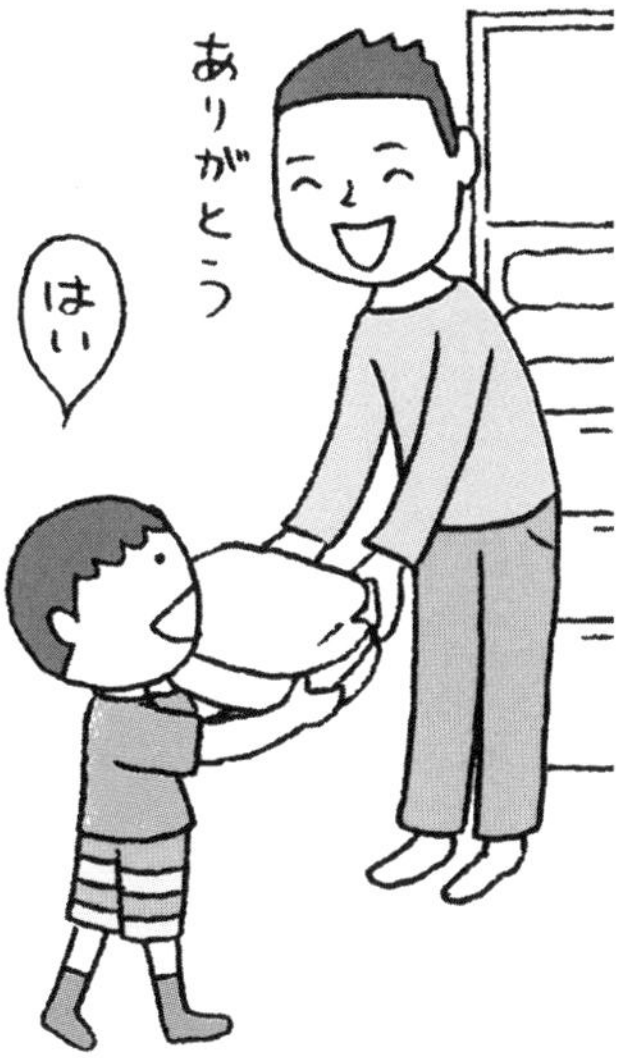

4-4 清潔と健康管理

ライフスキル

円滑に社会生活を送るためのスキルをライフスキルといいます。

①洗顔や歯磨き、②身だしなみ、③健康管理、④住居を整える、⑤金銭管理などです。発達障害のある子の場合、これらを自然には学べないまま、身についていないことが多く、それが社会での生きづらさの一因になってしまいます。意識的に教えていきましょう。

歯磨き、洗髪

歯磨きや洗髪を極端に嫌がる子は、感覚過敏(手が濡れるのが嫌＝触覚過敏、水音が嫌＝聴覚過敏)を考えます。

大人がやってあげてしまうとタイミングや方法などを覚えません。小さいころから無理のないやり方で、少しずつ身につけさせてあげたいです。できない理由を考え、スモールステップで少しずつできるようにしていきます。

たとえば、「濡れるのが嫌」という場合は、

①乾燥タオルで手をこする
②濡れタオルで手をこする
③お湯に自分から手を入れる

といった具合に、スモールステップにして、慣れたら次のステップに進みます。

「終わりがわからないのでとりかかりたくない」という場合には、「5数えたらおしまいね」など

と約束します。

実行機能の働きにくさや、ほかに意識がいくことで何をしていたか忘れる場合は、歯ブラシを持った手をつかんでブルブルふるわせて歯磨き中であることを思い出させたり、テレビの音を消して集中できる環境を作ったりします。

身だしなみや清潔

着替えを嫌がる、時間がかかる、身だしなみを整えられない、季節や天候に合わせた服装を選べない、といったことがあります。

着替えを嫌がったり時間がかかったりする場合は、着替えに必要な身体の使い方（袖を抜く等）を教えます。手順がわかるように着替えの順番をイラストで示すのも有効です。

「恥ずかしい」という感覚に乏しく、身だしなみのチェックができない場合もあります。鏡で自分の全身を映しながら「ボタンの掛け違い」「シャツのすそ」「襟折れ」などポイントを一緒にチェックするといいでしょう。

こだわりから、真冬に上着を着たがらない、といった子もいます。イラスト等で寒いとき上着を着ると暖かい、着ないと風邪をひく様子を視覚的に示す、絵本形式で上着を着る意味を伝える、などの方法があります。

TPOや気候に合った服を選べない場合は、「今日は寒いからこっちがいいかな」といった声がけをしながら、服を一緒に選びます。居住地を入力するとその日のコーディネートをオススメしてくれるアプリやサイトなどもよいと思います。

健康管理

痛みに鈍感だったり、ふだんと違うことが自覚できず、身体の調子が悪いのがわからないことがあります。健康状態の意識の仕方を教え、体調がおかしかったら大人に報告することも教えます。

・発熱時：「ここが熱いね。熱があるね」

・咳が出る：「コンコンっていうのはお咳だよ。風邪かな」

・下痢：「健康な」ウンチを見せて教え、「ウンチが水みたいだったら下痢だよ」

体調に無自覚で、行動と体調の関係にも気づきにくいため、健康を守る方法も教えないと覚えません。熱があったら寝ている、下痢をしたら脂っこいものは控える等も教えます。「お咳が出たらマスクをしようね」「お熱があるときはお布団で寝ていようね。そうしたら少しずつ元気になるよ」などと伝えます。

手洗い、うがい、運動、睡眠、食事の意義を折に触れ意識させ、習慣化させます。ある程度大きくなったら、熱があると思ったら体温計で測ることや、便の状態で体調を判断することも教えます。

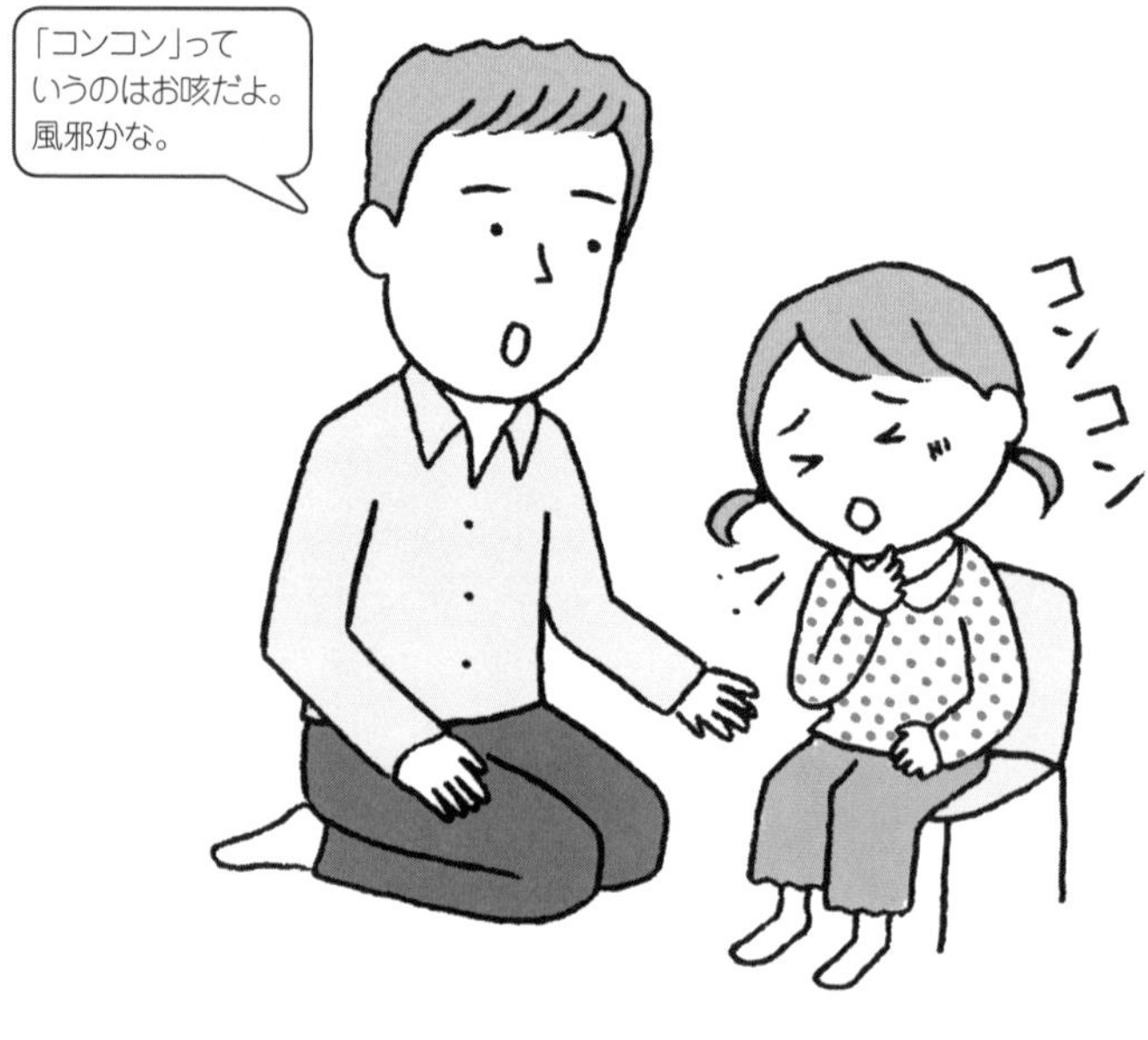
「コンコン」っていうのはお咳だよ。風邪かな。
コンコン

4-5 住居と金銭管理

住居

片づけない、ものを捨てない、整理整頓できないなどの問題は、発達特性によるものであることが多いです。

多動や衝動性があって今これが欲しいという欲求をコントロールできないために、次から次に物を出してしまう。こだわりから、安心できる決まった「モノ」をため込むなどです。

まず、できるだけ管理をしやすく工夫します。

わかりやすく固定化して管理する（赤の引き出しには文具を入れる）、定期的な掃除を習慣化する（どんなに散らかしても月曜日には机が見えるように物を片づける）などです。

そして、今遊んでいるおもちゃを片づけてから次のおもちゃを持ってくるように心がけて、少しずつ習慣化していきます。

待ちきれない、言うことを聞かないといったことで、結局、大人が全部片づけてしまうと習慣化しにくいです。

金銭管理

衝動的に欲しくなって買ってしまう、緊張してしまってお金の受け渡しがある買い物ができない、警戒心が乏しいためにだまされる……。

発達障害の特性をわかった上で、自衛する工夫と金銭管理のトレーニングをします。

おこづかい制で金銭管理の練習を

6歳くらいからはお金がないと物が買えないことを理解し、お金を大事に使うことを覚えます。そうなったらおこづかい制にしてみるのもよいことです。限られたお金で我慢しながらやりくりする経験を積みます。

スモールステップで買い物に慣れる

買い物に連れていく、お金のやり取りを見せる、支払いのときにお札を渡してもらう、店員さんから品物を受け取る、店員さんにありがとうと言う等々、買い物に関わる経験を少しずつ積ませます。

ただし、知らない人との関係は発達障害のある子は基本的に苦手でストレスであることが多いので、「ゆっくり」「様子をみながら」「嫌がったらやめる」ことは気をつけてください。

特性を前提に自衛の方法を考える

友だちとお金の貸し借りをしない、欲しいものがあったら保護者に相談することを約束しましょう。成人後もカードの使用限度額設定、カード紛失を防ぐ仕組みを作る、ネットゲームの課金システムへの対応など、保護者が配慮しましょう。

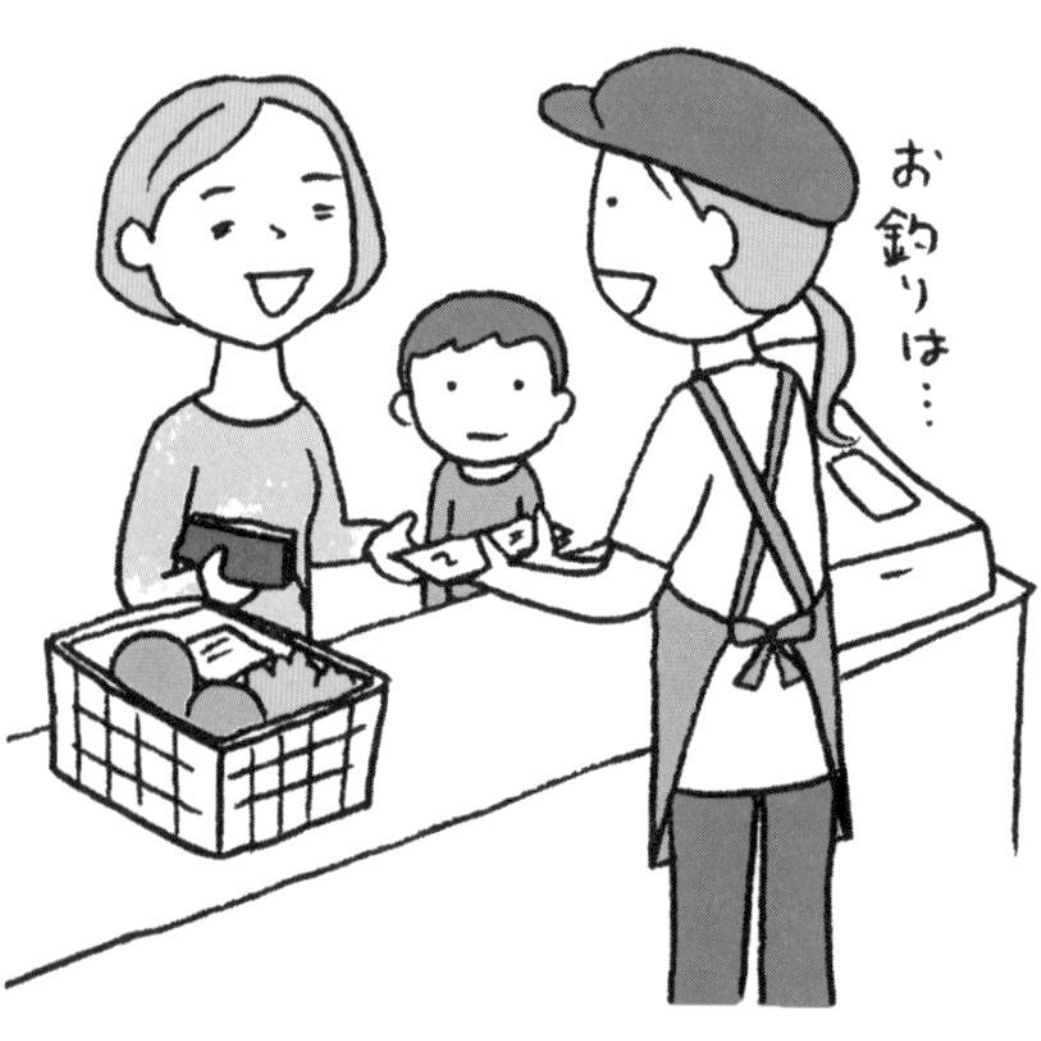

4-6 地域社会での経験を積む

準備をして外出の経験を積もう

中学生以降になると子どもは外へ出かけ、いろいろな人と関わり、社会とのつながりを広げていきます。準備をした上で経験を積ませたいです。

いつひとりでの外出をさせられるかは、支援の専門職と相談して検討します。まず外出の課題を洗い出して整理し、子どもの現時点での状態に応じて対応を考えましょう。

次のようなことをおさえておきましょう。

・交通機関を使う方法。
・外出先で思わぬ事態が起きたときに電話などで保護者に連絡する。
・危ない場所や店に近づかない。
・人とトラブルになったとき助けを求める。
・待ち合わせに間に合うように家を出るなど、時間のコントロール。

これらのことは小さいころから少しずつ教えていきましょう。一緒に電車に乗って切符の買い方を見せる、ホームは黄色い線の内側に立つ、「行ってきます」「ただいま」を必ず言う、困ったらお父さんかお母さんに電話するのよ、と言ってお父さんに電話する様子を見せるなどして教えます。

地域社会で生活体験を積むことは、子どもにとっては世の中を知る、という意味で大きな喜びに満ちた経験です。保護者にとっては、これから取り組むべきテーマを発見できる機会にもなります。できるところから挑戦していきましょう。

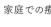

4-7 子どもとメディアツール

メディアをやり取りの道具にする

長時間のメディア視聴は、生活リズムの乱れやことばの発達の遅れにつながるとされます。しかし子どもとの関わり方に悩む親にとっては、メディアも子どもとの関わりを助けるひとつのツールとなりえます。

子どもは家族とのコミュニケーションを通してことばを獲得します。ですから、子どもにテレビやスマホを見せるなら子どもと一緒に見て、シーンにことばをつけたり、子どもが何か言いたそうだったら代わってことばにしてください。

どういうときに、どれくらいの時間、誰とどんな内容の番組やコンテンツを視聴するかなど家庭のルールを決めて、メディア視聴をコントロールすることも大事です。

視聴時間を制限することも大事です。少なくとも、子どもが幼いうちは大人が視聴時間を管理します。

楽しいことをやめるのは大人でも難しい。ですから子どもにメディア視聴の時間管理をまかせると、ルールが守れず、結局長時間見てしまうことになりやすいです。

コツとして、①終わったらおやつなど、メディア視聴を終わりにできたら、子どもにとって「いいこと」が起こるようにメディア視聴の時間を計画すること、②一回の視聴時間を短くして、頻回に見られるようにすること、があります。

五感を伴う実体験がことばの基礎になる

乳幼児期、特に0～1歳にかけては、スキンシップなどの親子のやり取りがとても重要です。ですからメディアをやり取りの道具とするとしても、それ「だけ」ではなく、絵本や身体を使ったじゃれつき遊びやいろいろなことを経験させてほしいと思います。

たとえば「りんご」。メディアツールではりんごは「赤い丸い果物」として映りますが、実際にりんごを食べる経験では、赤い色、甘酸っぱい味、香り、嚙んだときのシャリッという音と触感、という五感からの情報が一体となって子どもに伝わり、それによって子どもは「りんご」というものを深く、強く認識します。そのような、「子どもにとって意味深い体験」が、人がことばを覚えていく基礎になります。

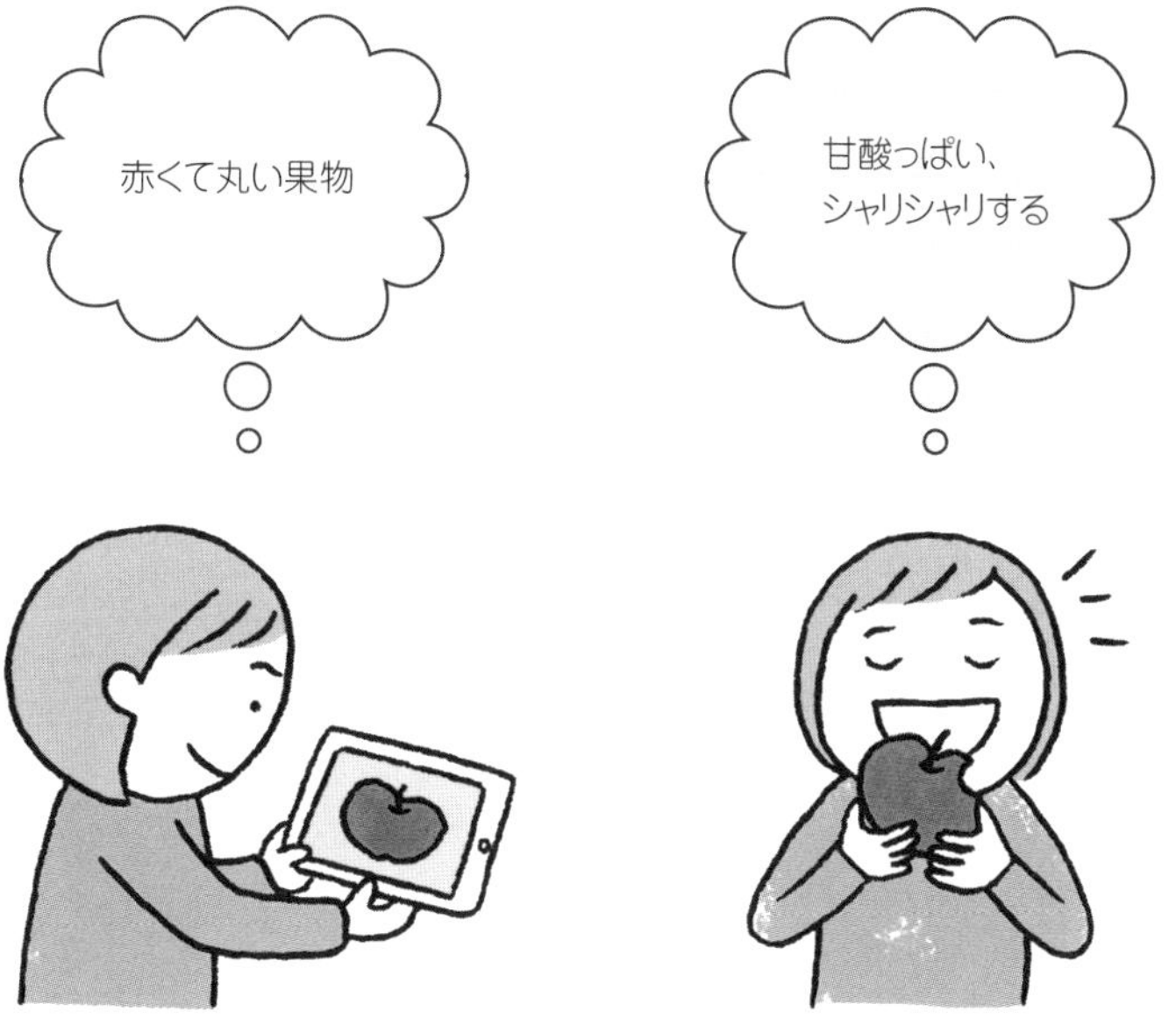
甘酸っぱい、
シャリシャリする
赤くて丸い果物

4-8 兄弟姉妹・父親・祖父母との関係

兄弟姉妹

保護者は、発達障害のある子の兄弟姉妹（以下「きょうだい児」と言います）に我慢させているのではないかと悩みます。

我慢させる場面があることは仕方がありません。

大切なのは「あなたも発達障害のある○○ちゃんと同じだけ大事な子どもである」ことを示すことです。次のようなことを心がけましょう。

①きょうだい児が発達障害のある子をお世話する時間を限定して、きょうだい児自身の時間を保障する。

②きょうだい児と親だけで遊ぶ時間を作る。

③きょうだい児の行動をきちんとほめる。

④発達障害のある子と対等に扱う。

⑤きょうだい児の、家族外との交流や関係を保障する。

発達障害のある兄弟姉妹のことでいじめなどが起きることもあります。その際に大切なのは、きょうだい児と保護者が相談しあえる関係にあり、家族で問題を解決する習慣があることです。難しいことですが、そのような関係作りを、小さいころからぜひ心がけてほしいと思います。

きょうだい児に、発達障害のある子の障害について話すときは、次のようなことを伝えます。

①得意なこと、苦手なことは誰にでもあること。

②○○ちゃん（発達障害のある子）の得意なこと、

苦手なことは何か。
③家族として、どういうサポートをしてほしいか。
その上で、親としての感謝や願いを伝えます。
④現在、きょうだい児が努力してくれていることをわかっていて、感謝していること。
⑤保護者として「きょうだい児には自分自身の人生を歩んでほしいと願っている」こと。

父親

母親に比べて父親は子どもと過ごす時間が少なく、子どもの状況や母親が感じている不安を実感していないことがあります。

しかし、発達障害の子どもの子育てには、両親が協力すること、父親が母親を支えることが極めて大事です。

母親が疲弊すると子どもへの支援が難しくなります。そのため、父親も次のようなことをできそうなところからやってみましょう。
①臨床や療育機関の医師や専門職などとの話し合いに同行する。
②保育園や学校の行事を参観する。
③講演会への参加や関係書籍を読む。
④同じような症状がある子どもの先輩父親と話をする。
これらを通じて、父親も、子どもへの理解と子育てへの協力をしてほしいと思います。

祖父母の理解を得る

祖父がしつけといってたたく、祖母がおやつを際限なくあげてしまう……。高齢の祖父母世代の価値観や行動を変えるのは難しいものです。

ひとまず、具体的場面ごとに対応しましょう。そのとき「医師に（専門職に）言われた」と、子どもの親の考えではなく、専門家の助言であることを強調します。

おやつ量の制限であれば医師に具体的な制限量を聞き、たとえば、「○○先生に、おやつは3つまで。でないと肥満になり、糖尿病になると言われました」という感じです。

4-9 発達障害のある子の保護者のうつ

発達障害のある子との暮らしのストレス

発達障害のある子との暮らしは大変です。

小さいころの発達障害のある子は実によく動き、目立つことをするのに、外見からは障害がわからないことから、しつけができていないと思われると気に病む保護者も多いです。親なのに子どもとどう関わったらいいのかわからないというしんどさもあります。たくさんのストレスが保護者の心に重くのしかかります。

発達障害のある子の保護者のうつ症状

頭が痛い、あくびが出る、いつでも眠い、寝ても寝た気がしない、横になりたい、ぼーっとする、体がだるい等といった感じはありませんか？

考えがまとまらない、イライラする、話すのがめんどうくさい、いつも心配が頭から離れない、だらしなくなった、ミスや物忘ればかりする、といった注意や集中の問題はないですか？

頭、肩、腰が痛い、お腹が痛い等の身体症状はないでしょうか？

これらはうつの症状かもしれません。

発達障害のある子の保護者の28・6％（母親38・1％、父親19・0％）にうつ病リスクが認められたという報告があります（注1）。

うつ症状への対応

発達障害のある子を育てる保護者も、ひとりの人として心身ともに健康に暮らすのが本来の姿です。また、保護者が心身ともに健康であることは、子どもを支援する上で非常に重要です。

「あれおかしいな？」と思ったり、周囲の人に指摘されたら、専門医（心療内科や精神科）の受診をお勧めします。薬での治療も進んでいます。

「私ががんばらなくては」「そんな時間はない」と言わずに、あなたの心の健康を取り戻すことを考えましょう。

治療という意味でも予防の意味でも、保護者が自分の心や体の状態に向き合い、悩みやつらさを聞いてもらって吐き出すことは大事です。

日中一時支援事業（P48）等を利用して、保護者が子どもから離れてほっとする時間や、相談、受診の時間をなんとかして作りましょう。

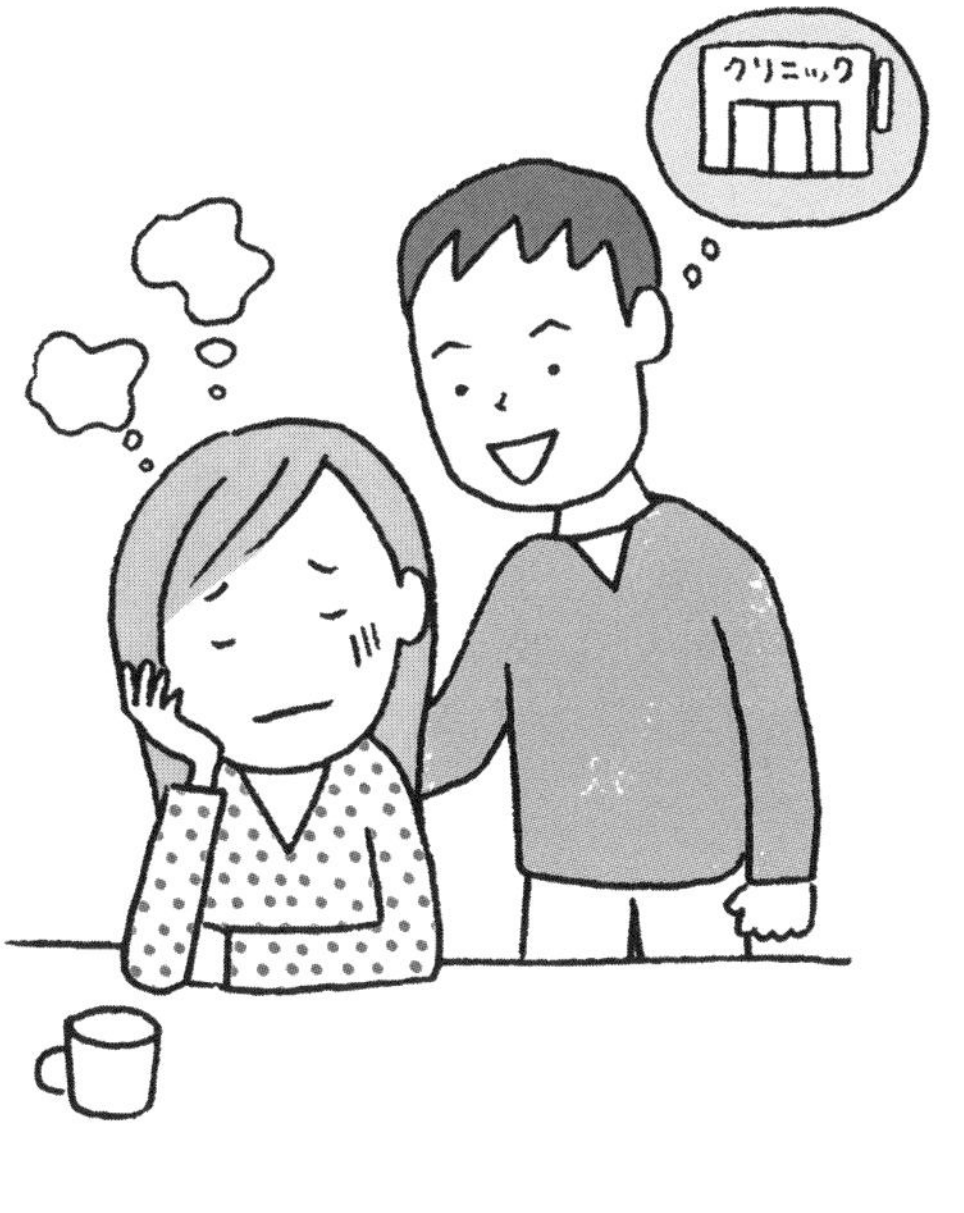

4-10 親の会、子ども自身の仲間作り

外に出ましょう

発達障害のある子を連れて外出するのは大変です。保護者が外出をためらい、子どもと家に閉じこもりがちになる気持ちもわかります。

しかし子どもがやがて社会で生きていくことを考えると、そして、保護者の心身の健康のためにも、閉じこもることはよくありません。

まずは刺激が多くない外出先を探して、外に出るようにしましょう。

スーパーマーケットなどは音や光、多くの商品、多くの人が動きまわって刺激が多いので避けます。広々とした公園などを考えます。

交番の警察官や駅員、よく行く店の店員に、子どもの顔を覚えてもらい特性を知ってもらうことがいい場合があります。ちょっとした挨拶、地域行事に少しでも顔を出す等で、親子で地域の人と顔見知りになっておくことも大切です。

親の会やメンター制度で情報と支えを得る

発達障害のある子の保護者同士のつながりは大事です。

同じ気持ち、同じ悩みを共有できることは、支えになります。

お近くの発達障害の子の親の会を探してみましょう。発達障害者支援センターや保健センターに情報がある場合もありますし、ネット検索でも出てきます。同じ療育機関に通う子どもの保護者

が定期的に会を持っている例もあります。

ペアレント・メンターの制度もあります。

ペアレント・メンターは発達障害のある子育てを経験した人で、相談支援に関する一定のトレーニングを受けており、発達障害のある子どもを持つ親のサポートをしてくれます。「日本ペアレント・メンター研究会」に問い合わせてみてください。

子ども自身の仲間作り

子どもがいろいろな人と関わる機会を意識して作りましょう。

コミュニティーセンターや子育てセンター、図書館、民間の文化スクールなどでいろいろな趣味サークルや単発の活動が行われています。趣味や好きなことや得意なこと、興味を持ちそうなことに参加してみましょう。学校とは違う人間関係を作ることができます。高齢者も参加するイベントで、いろいろな世代の大人と関わりを経験するのはいいことです。

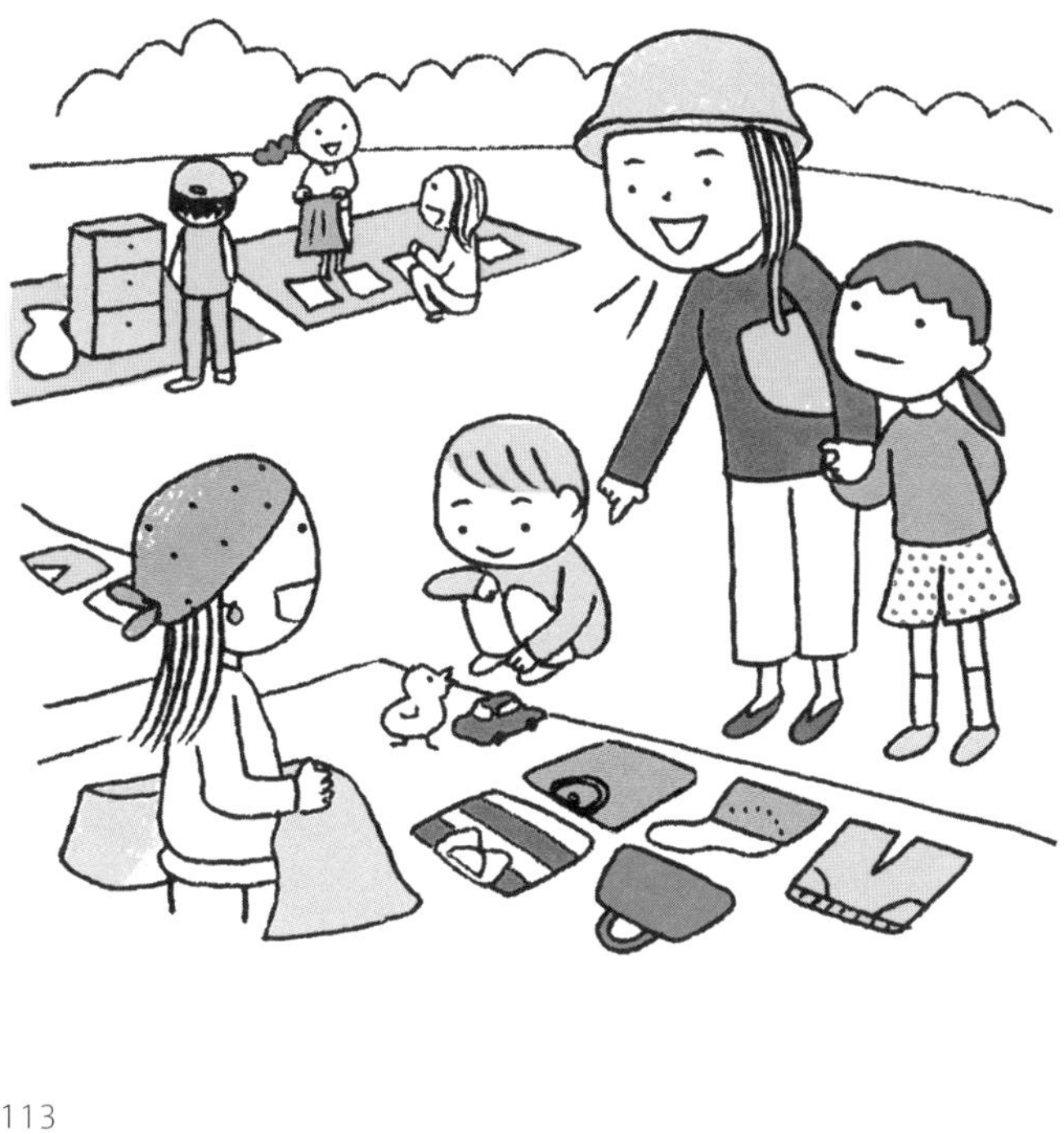

4-11 発達障害と恋愛、性の問題

恋愛について

発達障害のある子は相手の気持ちを感じ取ることやことばで感情を伝えあうことが苦手なことが多く、恋愛や性行動に関してのトラブルにつながることがあります。

次のようなことを繰り返し教えましょう。

・日本ではハグなどのスキンシップは許容されないことが多いこと。
・好きな人への連絡の仕方。
・恋愛は段階を踏んで進んでいくこと。
・相手に安易に個人情報やお金を渡さないこと。
・学校のグループLINEやSNS上で好きな人を公表しないこと。
・2〜3回断られたらもう連絡をしないこと。

性に関すること

以下のようなことを伝えましょう。

・公共の場では性的な話をしない。
・人前では着替えない。
・下着は公共の場で見せない。
・性器を触らない。
・水泳では水着で隠す場所が男女で違う。
・生理や勃起など性器に関する話は公共の場ではしない。（注2）

第二次性徴への対応

発達障害のある子はもともと変化が苦手なので、第二次性徴は大きなストレスです。

体毛が生えること、胸がふくらむこと、生理、射精など、身体の変化について前もって伝えておきます。同性の親が性器のケアの仕方を教えます。子どもの不安やストレスを理解するとともに、適切な対処をわかりやすく繰り返し伝えましょう。

中学生のころにはキスや性交について話すことも必要です。性犯罪の加害者・被害者にならないように、相手が望まない性行為を強要することは法律に触れ刑罰があること、性行為によって妊娠することも具体的に話します。

水着で隠れるところ（プライベートゾーン）は、人に見せたり触らせたりしてはいけないことも教えます。性についてはタイミング、話す内容、話し方を医師や専門職、養護教諭と相談しながら進めます。

思春期クライシス

適切な対応を得て穏やかに学童期を過ごした子どもも、思春期（10～15歳ころ）になると危機を迎えることが多いです。

第二次性徴による身体の変化、学習の難化、自己意識が芽生え、友だちとの違いを意識するようになることで子どもは揺れます。さらに、発達障害の特性から周囲から叱責やからかい、仲間外れやいじめを受けるようなことがあると危機は深刻化します。そういうなかで自己肯定感が低下し、二次障害であるうつやパニック障害、不登校やひきこもりが起きる可能性があります。

自分への評価に対して慢性的不安を感じる一方、自己主張が強くなるなかで、周囲の大人との間に心理的葛藤を生じたり、反対に依存的関係が生まれることもあります。

どう対応するか

思春期クライシスの対応として、以下のようなことを心がけます。

・現在の居場所（学校等）で、できるだけ早く、周囲の理解と工夫（安心できる生活環境と関係作りをする）が得られるようにする。
・人との距離の取り方を学ぶ。
・信頼できる人にはきちんと気持ちを表出できるようにする。
・長所や援助を要する点など、自分のことをより客観的に見ることができる経験を積む。
・うつや衝動性に対しては投薬の可能性を検討する。
・相談できる相手をみつける。
・家庭以外のつながりや楽しさを感じることができるサークルや仲間作りを行う。

特に大事なのは、仲間です。家庭以外で、子どもの存在を受け入れてくれ、関わりを持ってくれる人がいることは、子どもがこの時期を乗りきるのに大きな助けになります。学童期から意識して、仲間作りができる機会を探したいです。

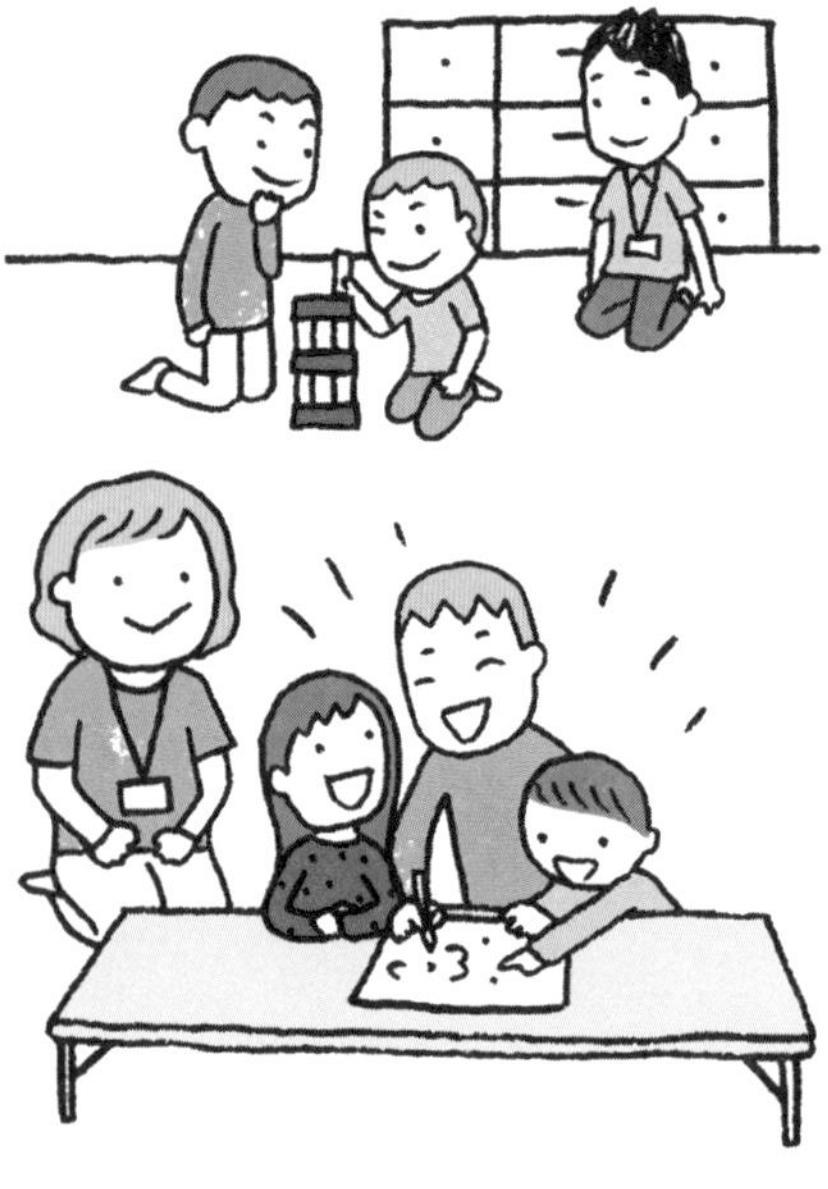

4-12 発達障害と犯罪

触法行為に至らない環境作りを

凄惨な事件の犯人が自閉症スペクトラムやADHDだったという報道のたびに、「発達障害者は犯罪者になりやすい」という印象がふりまかれ、保護者は心をいためます。これまでに、国内外で発達障害と触法行為の因果関係についての報告がされていますが、結果はさまざまです。

ただ、発達障害のある子は無理解と無対応もしくは間違った対応にさらされ続けると、うつなどの精神疾患、ADHDの場合は反抗挑戦性障害から行為障害、そして反社会性人格障害へと至ることもありますので（P25）、注意が必要です。

以下、気をつけたいことを挙げます（注3）。

①睡眠、食事、排せつ、運動などの生活リズムを整える。
②乳幼児期から周囲が本人の特性の理解と工夫をし、穏やかな「環境」作りをする。
③社会的に守るべき規則や法律を教える。
④犯罪や非行への勧誘をやんわりと断る、もしくは、「保護者に相談する」という対応を教える。
⑤人からの援助を受けることを恥ずかしがらず、問題解決する経験を積む。
⑥相談できるように本人にわかる形で手順や方法を教える（手順表やメールの仕方を教える）。
⑦学校、職場、医療機関、家庭が連携し、子どものSOSを見逃さない、情報交換をして子どもをネットワークで支えるシステムを作る。

Column

療育の目的地を意識する

「社会で生きていけるようになる」ことは、子育てのひとつのゴールと思います。

幼かった子どももやがて思春期を迎え、社会のなかで、それぞれの場所で生きていく。その過程で子どもはさまざまな困難に出会います。

そのとき子どもを支えるのは「私は私でいいのだ」という自尊心と、自尊心に支えられた生きる意欲、生活のなかに楽しみがあること、そして、人に助けてもらいながら困難を解決する力だと私は思います。

療育でそれらを育てましょう。療育の目標は生活障害の軽減にとどまるものではありません。

保護者も、ときに我々専門職も、ともすると目の前の課題のみにフォーカスしてしまいがちです。でも時々、「社会で生きていくには」という療育の目的地を意識することも大事だと思います。

第5章 学校と進路選択

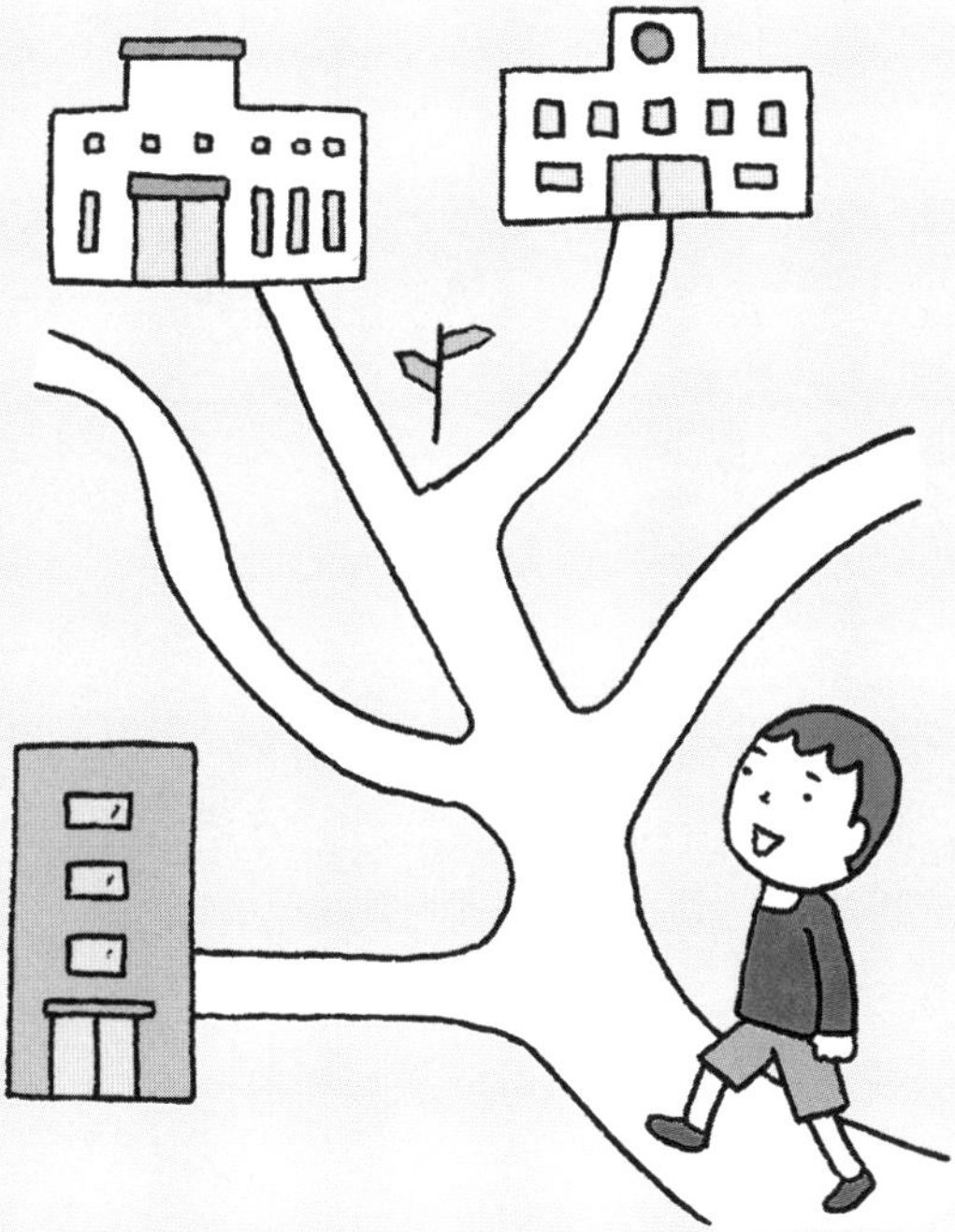

5-1 学校制度の概要

小学校の種類

図5-1は日本の学校制度の概要を示したものです。

学校教育法で、学校とは、「幼稚園、小学校、中学校、義務教育学校、高等学校、中等教育学校、特別支援学校、大学及び高等専門学校」を言います。

子どもは満6歳の誕生日以後における最初の学年の初め（最初の4月1日）から就学しますが、就学先には、①通常学級、②通級指導教室、③特別支援学級、④特別支援学校があります。

①通常学級

定型発達の子どもと同じ教室で同じように学習します。

・人数：一学級40人以下

・支援：特別支援教育支援員（専門職ではない）が介助や学習支援

合理的配慮（P136）はありえますが、一学級の人数が多く、現状では一人ひとりの障害に合わせた手厚いサポートは難しいです。

②通級指導教室

通常学級に在籍し、一部の時間（標準週1〜8コマ）だけを通級指導教室に移動して障害に応じた特別な指導を受けます。

図 5-1【学校制度の概要】

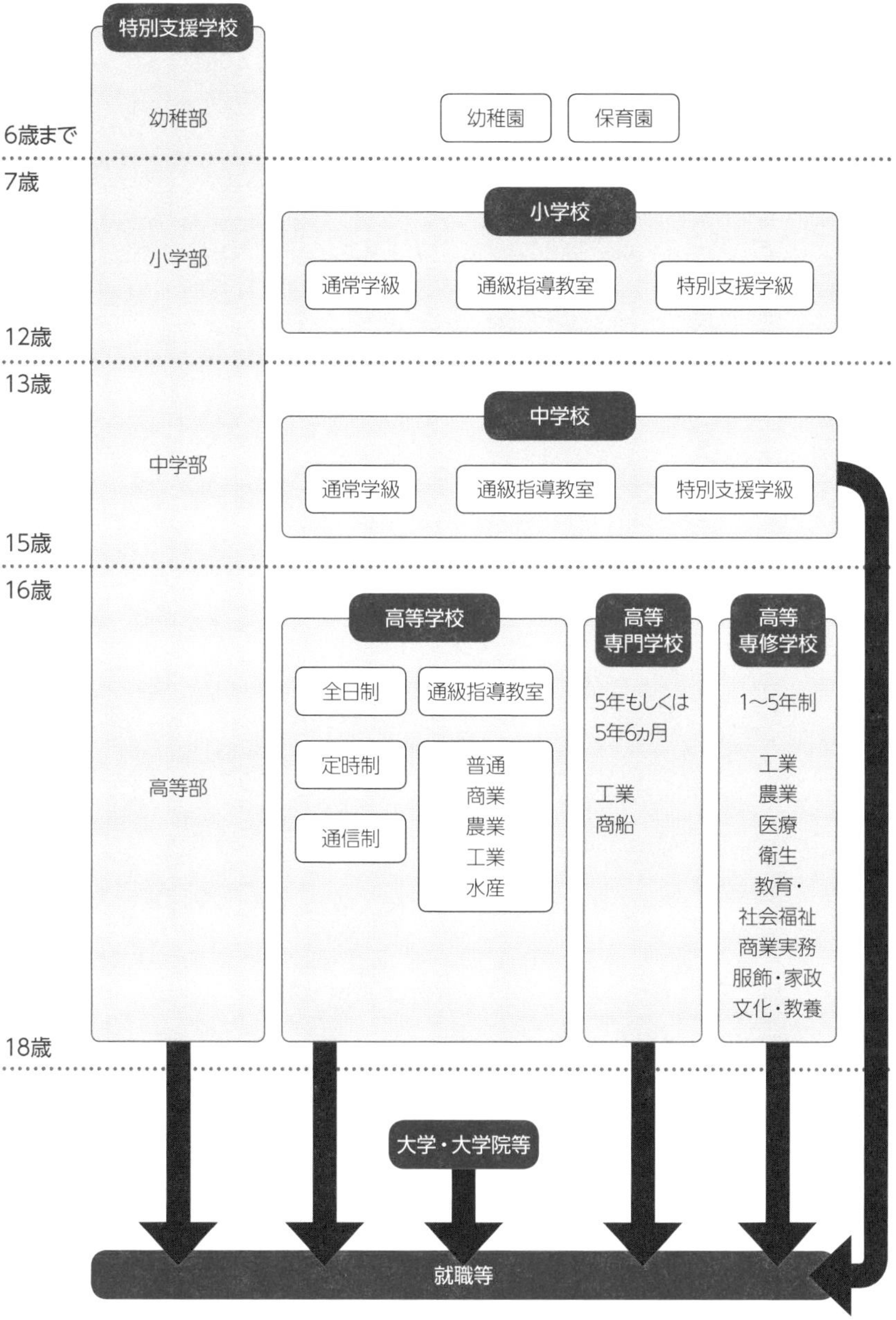
特別支援学校
幼稚部
小学部
中学部
高等部
6歳まで
7歳
12歳
13歳
15歳
16歳
18歳
幼稚園
保育園
小学校
通常学級
通級指導教室
特別支援学級
中学校
通常学級
通級指導教室
特別支援学級
高等学校
全日制
通級指導教室
定時制
通信制
普通
商業
農業
工業
水産
高等専門学校
5年もしくは
5年6ヵ月
工業
商船
高等専修学校
1〜5年制
工業
農業
医療
衛生
教育・
社会福祉
商業実務
服飾・家政
文化・教養
大学・大学院等
就職等

・人数：一学級13人（平成29年度改正）
・支援：通級教室で障害に応じた特別な指導
・対象：通常学級での学習におおむね参加でき、一部特別な指導を必要とする程度

言語障害、自閉症、情緒障害、弱視、難聴、LD、ADHD、肢体不自由者、病弱者及び身体虚弱がありますが、市区町村によっては設置されていない区分があります。在籍校に通級教室がない場合には他校に通います（他校通級）。多くの時間を通常学級で過ごすので、定型発達の子どもとの交流が多くなります。

③特別支援学級

障害の種別（知的障害、肢体不自由、病弱・身体虚弱、弱視、難聴、言語障害、自閉症・情緒障害）ごとの学級を編制し、子ども一人ひとりに応じた教育を実施します。

・人数：一学級8人まで
・支援：複数の担任が配置される（特別支援学校教員免許を取得しているわけではない）
・対象：基準は特になし

少人数クラスで子どもの課題や状況に即して各教科の目標を変更・調整し、個別の学習支援・生活支援を受けます。一部の授業や、給食や昼休みの時間、学校行事などに通常学級の子どもたちと一緒に参加する機会があります。通常学級と行き来する機会が多くなることで、自分の所属が一体どちらなのかと混乱することがあります。

④特別支援学校

心身に障害のある子が通う、小学校・中学校・高校という教育課程とは別の教育課程です。

・人数：一学級6人
・支援：特別支援学校の教員免許を持った教員

が担当する

・対象：障害基準に該当する子ども

発達障害の場合は、「知的発達の遅滞があり、社会生活への適応が著しく困難な子ども」が対象になります。就学基準に該当しても、「小中学校で適切な教育を受けることができる特別の事情がある」と認められるときは、ほかに就学することができます。特別支援学校は、専門性を持った教員から生活、学習の細かい指導が期待できますが、定型発達児と交流しにくい面もあります。

小学校以降の進路選択に影響するか

小学校で通常学級に通っていても、特別支援学級などに通っていても、制度上は中学校の進学には影響しません。法令のしばりはなく、中学校でどの学級でも選択できます。

しかし実際は、小学校で通常学級に在籍していて中学校で特別支援学級もしくは特別支援学校に替わるケースはありますが、その逆は、まずみかけません。

中学校から高校への進学の際も、法令上の制限はありませんが、事実上、特別支援学校や特別支援学級からの高校受験が難しい地域もあるようです（P129参照）。

就学相談

一般的には、発達の気になる子については、小学校入学の前年度に、保護者・児童・教育委員会に設置されている教育支援委員会が話し合って就学先を検討します（P124就学相談）。

就学相談は任意です。地域によって手続き等が異なるので、市区町村教育委員会に確認しましょう。

5-2 小学校入学までの手続き ～就学相談～

就学相談の流れ

①就学相談開始（小学校入学の前年度の4月ころ）

就学相談は任意です。幼稚園や療育機関を通じて案内があることが多いですが、案内がなければ市区町村の教育委員会に問い合わせましょう（図5-2）。

②教育支援委員会による情報収集・検討（7～9月）

教育支援委員会は本人や保護者と面談し、希望を聴き取ります。また、医師の診察、知能テスト等を行います。これらの情報をもとに、就学先を検討します。

③本人・保護者の面談と学校見学（7～9月）

保護者は面談で、本人や保護者の希望をきちんと伝えましょう。同時に地域の各学級の様子を聞きましょう。

またぜひ、学校見学をしましょう。子どもと一緒に行き、表情などをよく観察します。また、その学級の児童がどんな支援を受けて活動しているかを見ます。通学の経路や大変さも確認しましょう。

④就学先の決定（10～11月）

②の検討結果に基づいて再度の面談をします。示された就学先を保護者が受け入れれば就学先が決定します。

不服がある場合、再審議になります。基本的に本人・保護者の希望が最大限尊重されます。

⑤就学時健診（10〜11月）

身体測定、知能や発達の検査などを行います。

⑥就学通知（1月末までに）

自治体から就学通知が送付されます。

なお、就学相談は市区町村で方法、内容が大きく異なります。

就学先の選び方

一般的基準として、着席ができ級友と最低限の交流が可能なら通常学級、少し座学ができたら特別支援学級、食事・排せつに介助を要し座学が難しいときは特別支援学校と言われます。

ある程度コミュニケーションが可能なら特別支援学級、難しい子は特別支援学校という考え方もあります。通級指導教室は、障害や困難の程度が軽く限定的な場合（数学や書字の学習障害＝LD等）に適するとされます。

しかし私はこれらの一般的な基準よりも、「子どもが得意を伸ばして苦手を助けてもらいながら、自尊心を育てていける場所」という観点で就学先を選んでほしいと思っています。

自尊感情は一般に考えられているよりもずっと強く子どもの成長に影響します。自尊感情が保てない場所で子どもが成長するのは難しいのです。

また子どもがやがて困難に出会ったとき、支えになるのは自尊心と成功の経験や楽しみがあることです。

学校生活を通じてそういうものを子どものなかに培いたい。

図 5-2【就学相談の流れ】

4〜6月

情報収集

★保護者のすること★
- 療育機関の先輩などに話を聞く
- 事実を聞くようにする

就学相談開始

- 幼稚園・療育機関等を通じて教育委員会から説明会の案内があることが多い・私立及び保育園は教育委員会管轄外なので案内がもれることがある

★保護者のすること★
- 就学相談を希望する場合、案内がなければ市区町村教育委員会に申し込む

7〜9月

教育支援委員会の情報収集

- 医師の診察や知能検査
- 専門職による保育園等での行動観察
- 本人や保護者との面談（成育歴・診断状況・現況・保護者の希望の聴き取り）
- 専門職の意見聴取

★保護者のすること★
- 面談で
  療育手帳等があれば持参
  学校見学等を通じて就学先の希望を固める
  就学先についての保護者の希望や考えを説明できるように準備しておくとよい
  住所地の通級、支援級、支援学校の状況を確認する
  （一学級の人数、受けられる支援の内容、希望する区分の支援学級や通級学級がどこにあるか等）
  学校見学の段取りを確認する
- 学校見学で
  見学は子どもと一緒に行き、表情、様子をよく観察する
  子どもたちがどんな支援を受けながらどんな活動をしているのか、どんな工夫がされているかを見る
  通学の経路や大変さを確認する

検　討

専門家の意見
保護者の希望
子どもの障害の状況
教育的ニーズ
地域の学校や実情等

図 5-2【就学相談の流れ】

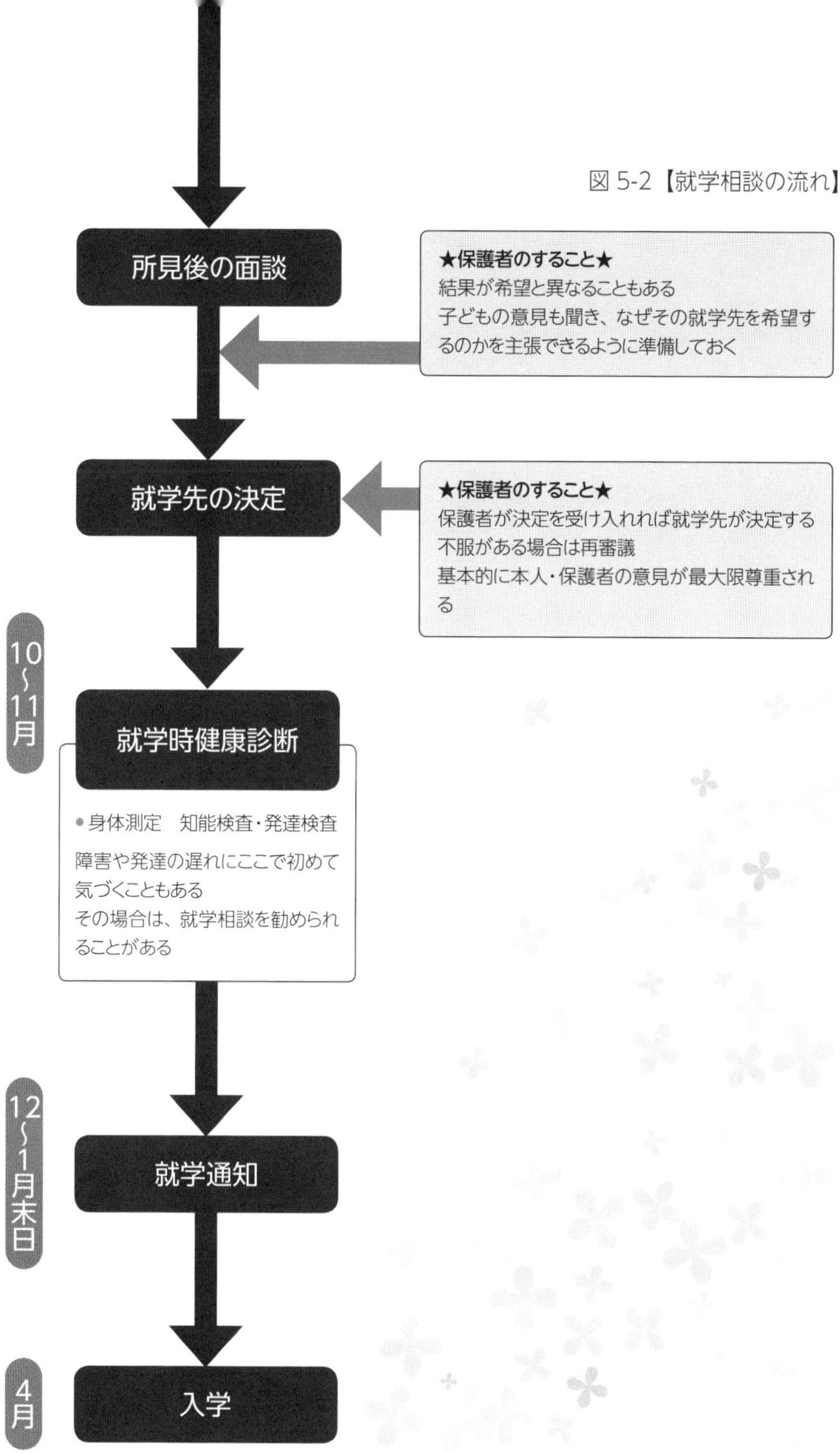
所見後の面談
★保護者のすること★
結果が希望と異なることもある
子どもの意見も聞き、なぜその就学先を希望するのかを主張できるように準備しておく
就学先の決定
★保護者のすること★
保護者が決定を受け入れれば就学先が決定する
不服がある場合は再審議
基本的に本人・保護者の意見が最大限尊重される
10〜11月
就学時健康診断
• 身体測定　知能検査・発達検査
障害や発達の遅れにここで初めて気づくこともある
その場合は、就学相談を勧められることがある
12〜1月末日
就学通知
4月
入学

就学先選択にあたってはこのことを念頭に置いてほしいと思います。そういう場所を選ぶために、次のようなポイントを考慮しましょう。

・知能検査の結果や身辺自立の程度
・助けてくれる友だちがいるか
・特別支援教育について学校としての全体の体制はどうか
・学校の経験値、教員配置
・特別支援学級、通級指導教室の実態
・特別支援教育の経験教員が配置されているか
・通学のしやすさ

本人がその学級を好きになれそうか、ということも大事です。見学時の感想、友だちのつながり等を含めてよく話し合いましょう。

集団での姿や友だちとの関係を知る、園の先生方の考えも参考にしたいです。

状況で転校も

入学後、やっぱり子どもに合わない、事情が変わった、ということもありえます。そのときは無理を強いず、ほかの学級や学校に移ることも検討しましょう。

通常学級から特別支援学級や特別支援学校への移動だけでなく、最近は、特別支援学級から通常学級、特別支援学校から特別支援学級というケースもみられます。

5-3 中学・高校・大学などの進路選択

中学校の選択

小学校と同じく通常学級、特別支援学級、通級指導教室、特別支援学校という選択肢があります。それ

中学校は小学校とは環境が違ってきます。それを考慮し、本人の気持ち、中学校の支援体制、小学校での本人の様子を知る支援者の意見を勘案します。その上で自尊心を保ちながら安心して過ごせる場所を選びましょう（図5-3）。

入学前には、ぜひ見学もしてください。

ところで特別支援学級や特別支援学校から高校（特別支援学校高等部は「高校」に含まれない）への進学は、法令上は可能であるものの、地域によっては、特別支援学級等には受験に必要な内申点がないとして、事実上、高校受験ができないことがあります。

一方、特別支援学級から高校へ進学できるように教科教育等を含め、配慮している地域もあります。地域によって状況が大きく異なるので、お住まいの地域の実態を、早いうちからよく調べておきましょう。

中学校卒業後の進路選択

中学の特別支援学級および特別支援学校中学部卒業生の95％以上が進学しています。

進学先は、特別支援学校高等部・高等学校（全日制・定時制・通信制）・高等専門学校、高等専修学校があります。

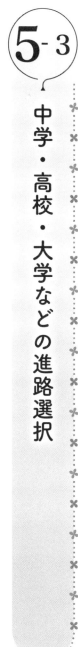

図 5-3【中学校の選択】

本人の気持ち

学習についていけているか
対人関係はどうか
自分はどうしたいか

進学先の支援体制

進学先の特別支援教育
コーディネーター等に聞く

支援者の意見

小学校の様子を知っている担任
特別支援教育コーディネーター

中学校選択

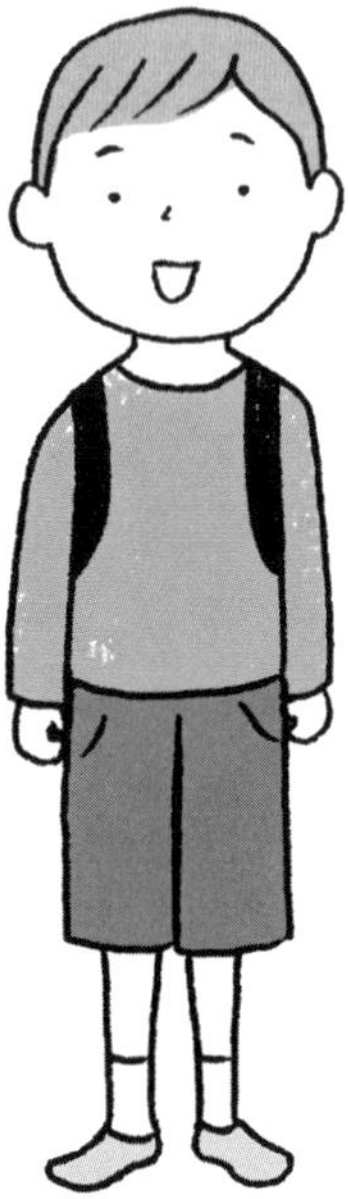

中学生になると……

●教科担任制で毎時間先生が違うので、通常学級で全時間を通じて理解と対応を求めることが難しくなる

●学習内容が難しくなる

●人間関係も複雑になり対人関係でのトラブルが起きやすくなる

進学先は「自尊心を保ちながら安心して過ごせる場所」という点とともに、卒業後の進路を念頭に置いて選ぶことになります。

就職か、大学等への進学か、就職するならどのような仕事がしたいか。15歳くらいになると、自分の好きなこと、得意なことがわかってきます。本人と保護者でよく話し合って考えましょう。

学校選択の際には、具体的な支援を確認しましょう。オープンキャンパス等の機会に学校を見学して雰囲気を感じることも大事です。

高等部卒業後に就職したい

特別支援学校高等部には普通科のほかに専門的な学科があり、職業訓練のほか、将来自立して働く大人になるための学習を多く行います（普通科のみの学校もあります）。

卒業時には障害者枠での雇用や、その後の定着支援も含めて丁寧な就職支援があります。

ただし、特別支援学校高等部は、自立活動など独自の領域があり、時間割り等も違うため、「高等学校卒業資格」はとれません（一部の特別支援学校には高等学校卒業資格がとれるカリキュラムがあります）。

全日制の商業、工業、農業、水産等の高校、高等専門学校、高等専修学校も職業教育に重きを置いています。

高等部卒業後は進学したい

特別支援学校高等部を卒業すると大学の「入学資格」は得られますが「受験資格」は各大学が決めます。なかには「高等学校卒業」を受験資格とし、特別支援学校高等部卒業生の受験を認めない大学もあるので注意が必要です。

高等学校卒業資格を得られるものとして高等学

校卒業程度認定試験があります。しかし、この試験は大学入学資格のある人の受験を認めておらず、したがって、特別支援学校高等部卒業生は受験できず、「高等学校卒業資格」を得られません。したがって前述のような大学を受験することはできないのです。

高等学校には全日制、定時制、通信制がありま す。発達障害に配慮したカリキュラムを置く学校もあり、また、平成30年度からは一部に通級指導教室が設置されました。通信制高校は在宅で学習し必要に応じて登校する柔軟なカリキュラムを置いています。

大学進学

発達障害のある子が大学で学ぶことも増えています。

受験時に配慮が必要な場合には「受験特別措置」を申請できます。大学側の準備の都合もあるので、できるだけ早めに大学に問い合わせます。

入学後は合理的配慮を求めることができ、学業(実技・実習での配慮や教室内の座席配慮など)や授業以外のこと(専門家によるカウンセリング、社会的スキル指導、進路・就職指導など)へのサポートが考えられます。学生課や併設のカウンセリングルーム、学内の保健センター等に問い合わせましょう。

独立行政法人日本学生支援機構のホームページで、受験時の配慮の例のほか、さまざまな支援の情報が調べられます。

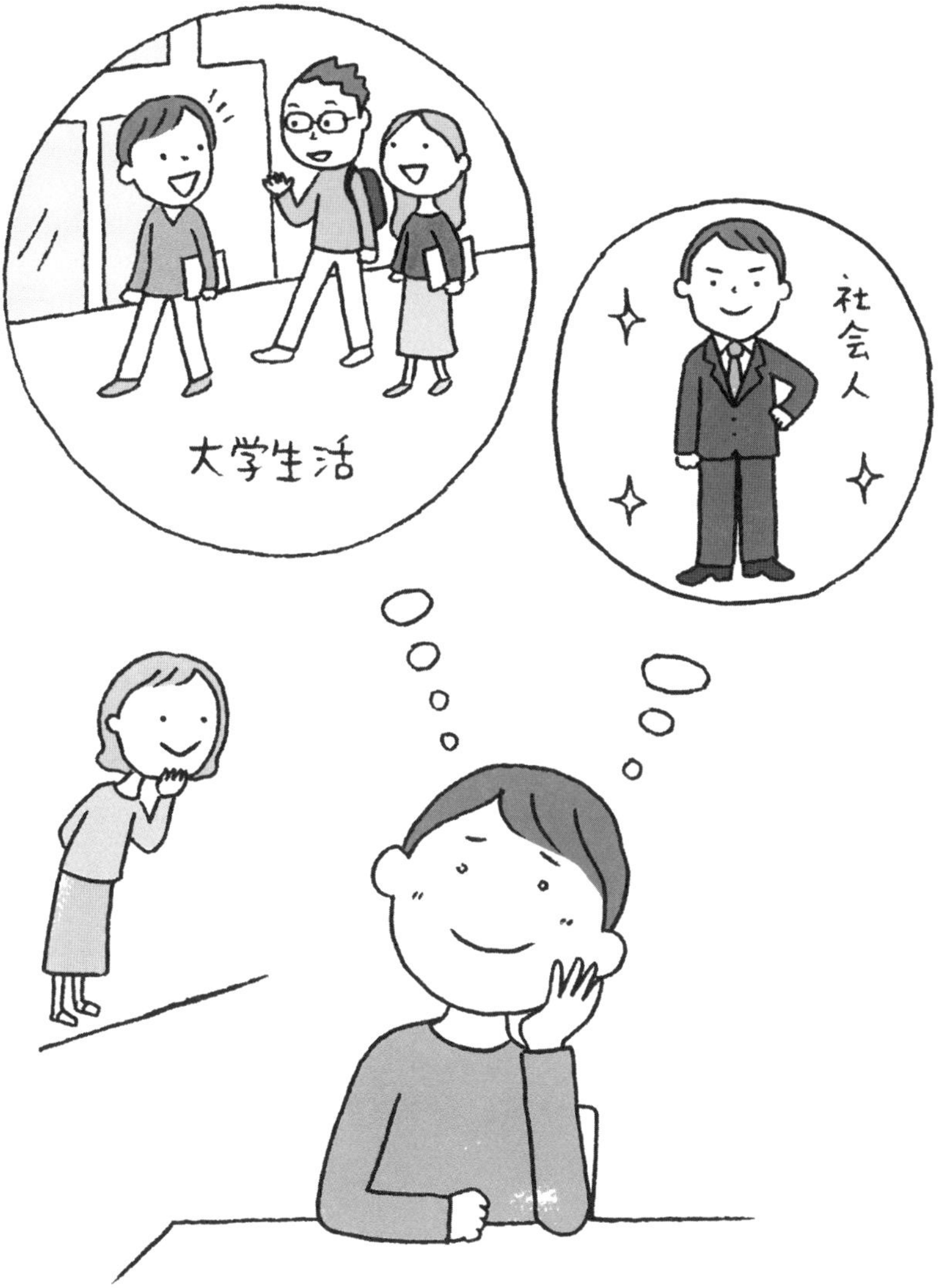
大学生活
社会人

5-4 知能検査・発達検査

知能検査、発達検査で何がわかるか

知能検査は知能指数（IQ）で子どもの知能の程度を測ります（図5-4）。

平均が100で70〜79が境界域、69以下が低いとなります。

発達検査は「姿勢・運動」（P-M）、「認知・適応」（C-A）、「言語・社会」（L-S）（新版K式発達検査の場合）など、いくつかの領域ごとに年齢と発達の差を発達指数（DQ）、発達年齢（DA）で示します。

発達検査では、領域ごとの指数で「発達プロフィール」を作成することで、発達の遅れや発達のアンバランスの有無と状態、なぜアンバランスが起きるのかがわかります。その情報は、子どもを理解し、適切な対応を探す上で重要です。

医師は知能検査・発達検査の結果だけで診断を行うことはありません。子どもの生育歴や行動観察、そして、発達検査・知能検査の結果等を総合的にみて判断します。

いつ実施するか

療育の開始時に行い、その後、1年から1年半ごとに経過をみるために行うことが多いです。

療育手帳や精神障害者保健福祉手帳の等級認定には知能指数が用いられるので、その際に行われることがあります。

図 5-4【知能検査と発達検査】

	知能検査	発達検査
目的	子どもの知能を知能指数(IQ)で測る	年齢と発達年齢の差を、認知面・社会性・運動面などのいくつかの観点から測る
内容	模様を見せて同じ模様を積み木を使って作らせる、ことばの類似性を説明させる等	養育者に質問したり、子どもがガラガラや積み木などで遊ぶ様子を検査者が観察し、その結果から精神面、身体面の発達状況まで全体を分析的にとらえる
対象年齢	2歳から(よく使用されるWISC-Ⅳは5歳〜16歳11ヵ月)	0歳から
結果	平均100 90〜109は平均、80〜89平均より下、70〜79境界域、69以下低い	「発達指数(DQ)」 平均DQ100 80以上健常、DQ70以上80未満境界線レベル、70未満遅れあり 「発達年齢(DA)」 新版K式発達検査の場合、「姿勢・運動」(P-M)、「認知・適応」(C-A)、「言語・社会」(L-S)領域ごとのDQで発達プロフィールを作成することで、発達のアンバランス(認知・適応はできているが、運動が未発達等)がわかる
実施機関	病院(精神科等)、クリニック、教育センター等	病院、児童発達支援センターや児童発達支援事業所等
実施する人	臨床心理士・特別支援教育士・学校心理士・臨床発達心理士等	精神科や公認心理師・臨床心理士
費用	教育センターで検査を行う場合には無料	
	医師の指示による場合は3割負担で1350円	3割負担で数百円。自費の場合は3000〜1万円前後
	診断書もしくは報告書を書いてもらう場合には、別途料金が必要	

5-5 発達障害がある子への合理的配慮

障害者差別解消法の施行によって、公立学校においては障害のある子どもに対する「合理的配慮」が義務付けられました（私立は努力義務）。

合理的配慮とは、障害のある人が障害のない人と同じように学んだり働いたりできるように、一人ひとりの特徴や場面に応じて、社会が工夫と配慮をすることです。

たとえば、ADHDで着席していられないことを理由とする保育園入園拒否は原則として認められず、加配保育士を配置するなど工夫して入園させるようにしなければなりません。

学習の場面で言えば、たとえば以下のような配慮が必要になります。

・学習障害（LD）があるので、タブレットを使う
・聴覚過敏に対応するイヤーマフを使う
・板書を写すことが難しいので代わりに写真を撮る
・聴覚過敏のある子には静かな別室でテストを受けさせる

いくつかの都道府県で行われている特別支援教室の試み（他校通級の移動負担等の軽減のため、教員が在籍校に来て通級指導を行う）も合理的配慮の一例と言えます。

学校に合理的配慮を求めるときに診断名は必須ではありません。診断がないことは合理的配慮を

しないでよい理由にはなりません。

合理的配慮を具体化する

合理的配慮に基づく支援を実現するために、学校等は「個別の指導計画」を作成します。

作成にあたっては、担任、特別支援教育コーディネーター、関係教諭が協力し、家庭での実態を把握し、本人、保護者のニーズ、学校での実態などから、いつ、誰が、具体的にどんな目標のもとにどのような配慮と支援を行うかを記載します。

保護者が個別指導計画の内容（支援）に納得できない場合、再作成を求めることができます。

合理的配慮をお願いするには

わが子の状況においてどのような合理的配慮が考えられるかについては、国立特別支援教育総合研究所の実践事例データベース等が参考になりま

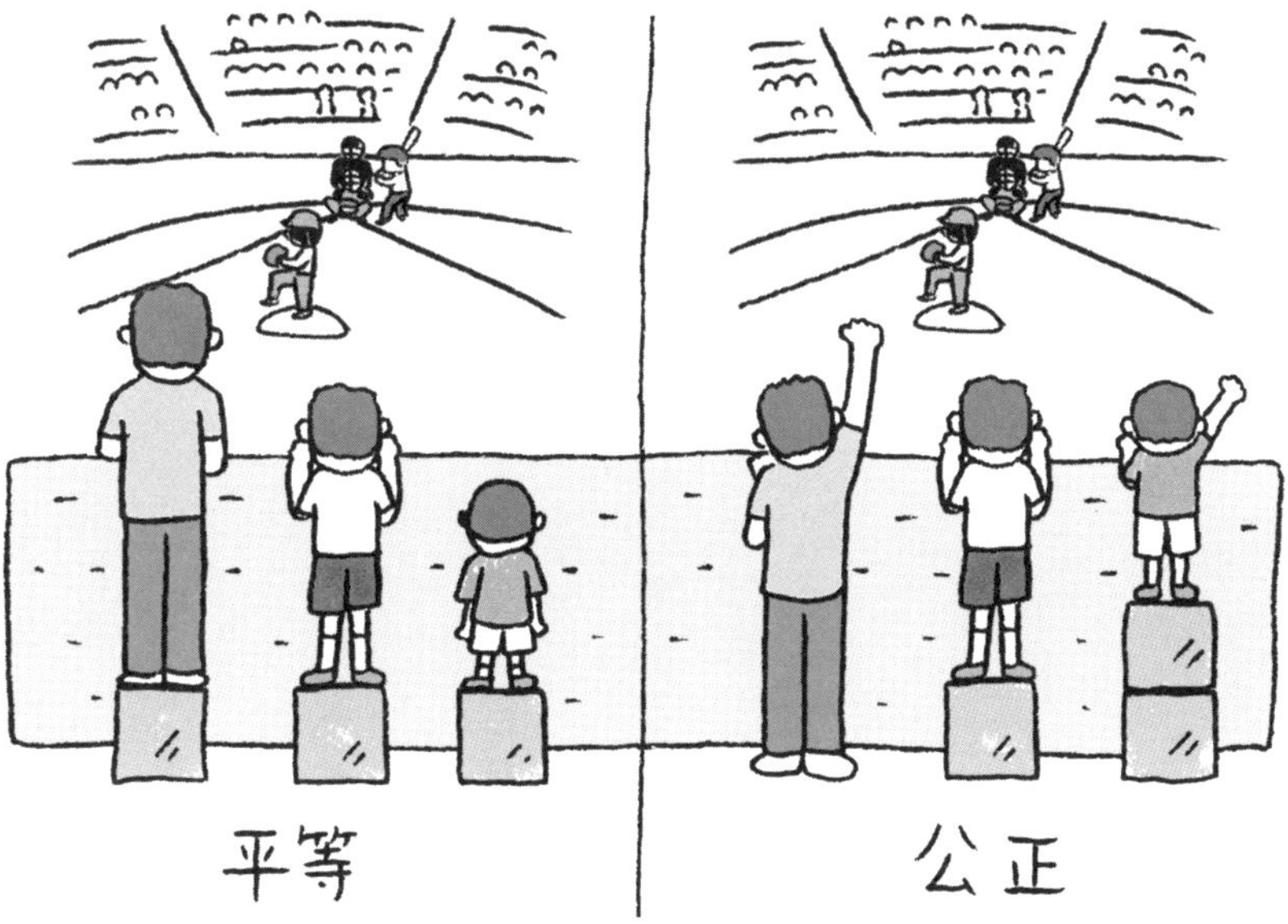

原図：http://madewithangus.com/portfolio/equality-vs-equity/

す。

合理的配慮を求めるには、まず子どもの気持ちを確認しましょう。本人がどう思うかが一番大事ですし、合理的配慮がまだ当たり前ではないなかで「ずるい」という周囲の反応も予想され、その点について子どもなりの考えもあると思われるからです。

まず担任に要望を出します。担任は特別支援教育コーディネーター等と協力して校内委員会にかけて指導計画を作り、具体的な配慮を実施します。

合理的配慮が得られない場合にどうするか

合理的配慮には「均衡を失した又は過度の負担を課さないもの」という条件があり、義務化されたとはいえ、予算、人員等の制約を理由に必ずしも望むとおりの配慮が得られないことがあります。

人員配置等を理由とした入園拒否がないわけではありませんし、学習における合理的配慮についても、保護者の求める支援が得られない場合も実際にはあると聞きます。学校に対して、医療機関や福祉機関との連携や専門職の巡回訪問を求めても、学校が動かず実現しないこともあります。

担当の先生や教師に要望を伝え、次に保育園では主任、学校では特別支援教育コーディネーターに相談し、さらに園長や校長に直接伝えます。それでも園や学校がどうにも動いてくれない場合、保育園の場合は行政の子育て関連窓口、幼稚園・学校では教育委員会に現状を報告し、相談しましょう。

5-6 保育園・幼稚園・学校の支援スタッフと専門職連携

保育園・幼稚園・学校の支援スタッフ

保育園・幼稚園には、加配保育士などが置かれます。基本的には、保護者が園に申請し、園が配置を検討します（図5-5）。

よく連絡を取り合い、そのときの子どもの課題を伝え、加配保育士が世話を焼きすぎて子どものさまざまな経験の機会が失われることがないように配慮をお願いしましょう。

学校では、担任教諭のほか、小中高校に必ず置かれる特別支援教育コーディネーター（教諭が指名されることが多い）、特別支援教育支援員、スクールカウンセラー、養護教諭が支援にあたります。

校内委員会と「支援計画」「指導計画」

小中学校には校内委員会が必ず置かれ、配慮を要する子どもの実態把握と対応をします。校長、特別支援教育コーディネーター、養護教諭、担任等で組織し、外部の専門家が参加することもあります。

校内委員会は、保護者や担当医、療育機関と協力して子どもの教育ニーズ、支援の目標や内容、協力機関などをまとめた「個別の教育支援計画」を作成し、それに基づいて具体的に校内でどのような支援を行うかについて「個別の指導計画」を作成します。

いずれの計画書も、子どもの変化や成長に応じ、

図 5-5【支援スタッフ】

加配保育士

★発達障害のある子どものサポートのために通常の保育士配置基準に「加」えて「配」置される保育士
★市区町村により全事業所で実施するところ、公立保育所に限定するところなど
★何人に対して何名加配するかも異なる
★保護者の申請で園が検討

特別支援教育コーディネーター

★小学校・中学校・高校に配置（教諭を指名）
★①校内の支援計画の作成、②医療機関、福祉機関等の調整、③保護者の相談窓口

特別支援教育支援員

★学級担任と協力して支援が必要な子のサポートをする
★支援の内容（1名で何人をみるか、どの活動を支援するのか等）は地域や学校ごとに異なる
★特別な資格はない

スクールカウンセラー

★カウンセリングの専門家（公認心理師や臨床心理士など）
★常置される場合と、定期的に来校する場合とがある
★配置、定期的派遣がされない場合、学校から教育委員会などに派遣要請できることがある
★外部者であることでかえって子どもが話しやすいことがある
★保護者も相談できる

特別支援学級や通級指導教室の担任

★発達障害についての研修を受けていることが多い

養護教諭

★保健室に来る子どもから気持ちや状況を聞くことが多い
★子どもの心身の不調をよく知っていることが多い

保護者の思いや考えを受け止めるため、学期の途中であっても積極的に見直し修正することとされています。

専門職との連携

市区町村の依頼で、専門職や行政内の支援員が保育園・幼稚園・こども園・学校を巡回し、配慮を要する子どもへの対応を指導・助言する「巡回相談」という制度があります（保護者の依頼による保育所等訪問支援事業、P47とは別）。専門職は、子どもと子ども集団を観察し、子ども自身の状況及び集団での状態を把握して、対応を指導・助言します。

この制度の有無、回数、保護者がそれを求めることができるか、求める手続き等は、市区町村によって異なります。

保護者が希望する場合は、園や学校の場合は特別支援教育コーディネーターに相談してみてください。

巡回相談の意義

園や学校の先生方は、発達障害の専門家ではありません。ですから、集団のなかでの発達障害のある子のふるまいにどう対応していいかわからないことはよくあります。巡回相談における専門職の助言等を通じて、子どもの生活の中心である学校で、子どもへの理解と対応が進むことは、子どもの生活にとって大きな意義があります。

必要を感じたら巡回相談等を求めていただきたいと思います。

子どもを支援するという共通の目的のために、保護者・教育現場の支援者・医師や専門職・関係施設が連携し情報共有できるシステムを作りたいものです。

保育所等訪問支援事業や巡回相談で専門職が教育現場に入ることはそのいい機会でもあると、私は思っています。

専門家は、現場で子どもに日々接している保育士や学校教諭から、子どもの日々の生活の情報を得ます。これは子どもを理解し、適切な対応をする上で欠かせない情報です。

保育士や学校教諭は、専門家のアドバイスから、子どもへの理解と適切な対応について気づきを得ることができます。それが日々の子どもへの対応に活かされていくことで、その子どもへの適切な対応がなされるようになっていきます。

巡回や訪問を、子どもと保護者を中心に、日常的に関わる関係者（保育士や教諭等）と専門家がスクラムを組んで、子どもにとって最適な対応を探し、実現していく機会としたいです。

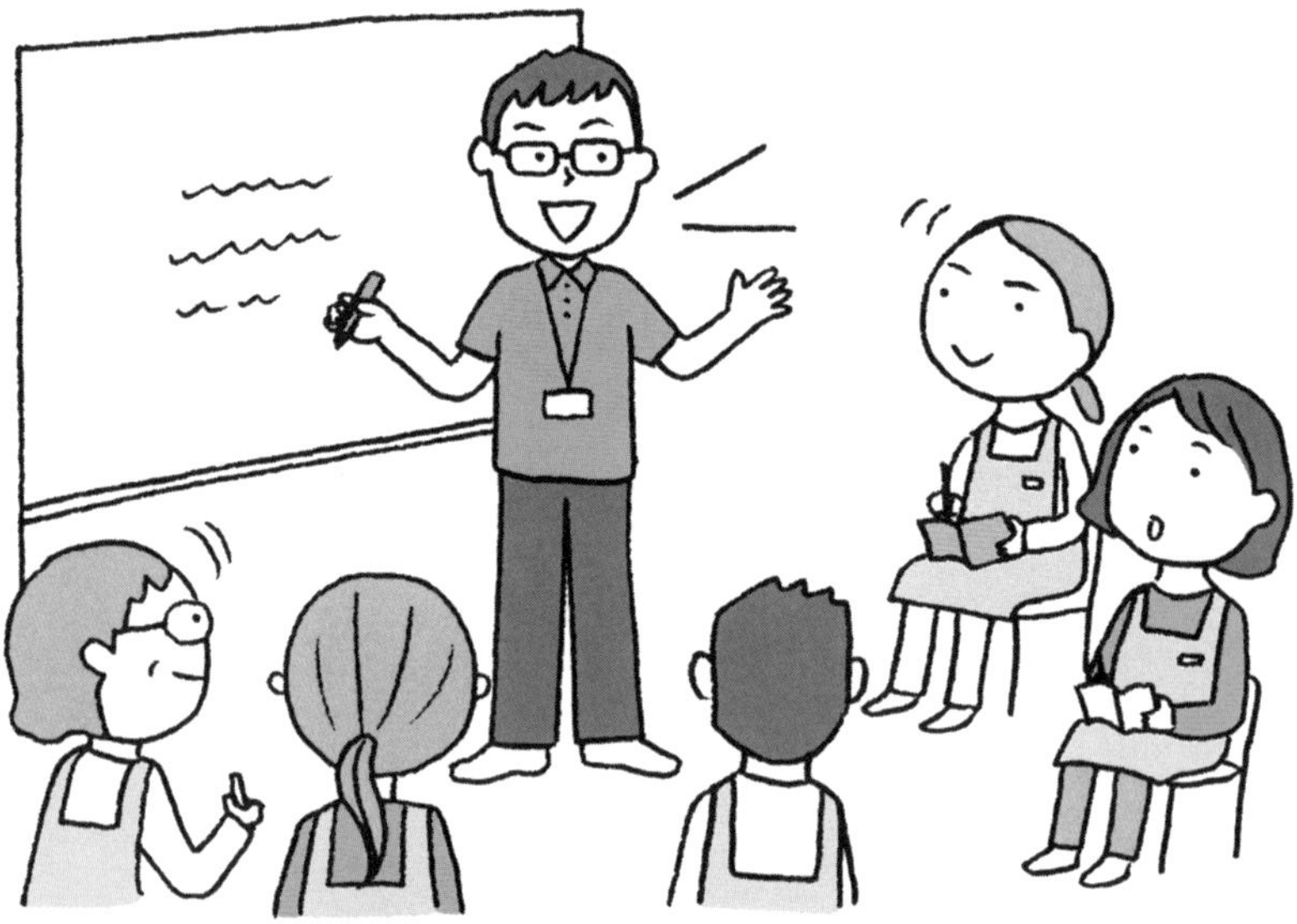

5-7 先生との協力関係を築く

先生との協力関係を築くにはいくつかポイントがあるように思います。

サポートブック

家庭ではできるのに学校でできない、学校でできるのに家庭でできない等、家庭と学校での様子が大きく違う子どもがいます。

家庭での日常生活動作、睡眠や食事、排せつや余暇の過ごし方、家族との関係、お手伝い、外出時の様子など、家庭での姿を学校に伝えてください。また、発達検査、知能検査の結果や療育機関からの指導や助言も伝えます。

いずれも学校での取り組みの役に立ちます。

これらを伝えるのに役立つのが「サポートブック」です（図5 - 6）。

「サポートブック」で検索すると書式例が出てきます。参考にしながら、上記の情報、子どもの好きなこと、嫌いなこと、不安になること、パニックになること、こだわり、感覚調整障害、関わりのコツ、強い叱責やあいまいな言い方、否定的な伝え方に対する反応などを、できるだけ簡潔に記載します。

コンパクトに情報提供をする

重要なのは「本当に大事な情報を厳選してコンパクトに書く」ことです。詳しく説明したくなりますが、先生はとても忙しいのでたくさん書いてあるとかえって読んでくれません。

サポートブックを使うと、先生方はコミュニケーションの仕方や支援の仕方がわかりますし、教師間の情報共有、次年度への引き継ぎにも役立ちます。

子どもの成長による変化、専門職からの指導・助言があったときは、返却してもらい、修正していきましょう。返却、書き換え、戻す、というプロセスによって、子どもや対応の変化を、担当教諭と共有できます。

先生との協力関係を築く

先生と協力関係を築く上で気をつけたい点として、以下の3点があるように思います。

①先生は協力者であることを確認する
②先生を教育のプロとして尊重する
③先生に感謝を伝える

たとえば合理的配慮（P136）をお願いするとき保護者は、わが子への理解と配慮を得たい思いが強く、つい最初から「療育の○○医師にこう言われました。うちの子はこうです。だからこうしてください」と言ってしまいがちです。

仕事と言ってしまえばそれまでですが、そうはいっても先生も人です。こうしてくださいといきなり言うのではなくて、どういう方法が可能かを「先に」聞く、提示された案では不十分であれば、先生の提案を聞いた上で「ところで専門職にはこう言われたのですがどうでしょうか」「こういう方法は可能でしょうか」と尋ねる、という「順序」を踏むことが大事なのではないかと思います。

加えて、時に感謝をことばにして伝えることも大事だと私は思います。

図 5-6【サポートブックの書式例】

私の願い

私が安心できるまでの時間がほしい。

楽しめることをたくさん増やしたい。

初めてのことは、まずやり方を見せてほしい。

親の願い

衝動的に飛び出してしまうので、外出時は手をしっかりと握ってほしい。

初めてのことは「拒否」しますが、興味がないわけではないので誘ってほしい。

落ち着くこと、好きなこと

絵本、散歩、抱っこ、駆けっこ、ブロック、三輪車、水遊び。

★工作は見本があると頑張って作れます!

苦手、嫌いです!

急な変更➡前もって目で見てわかるように教えて。

大きい音➡耳を塞ぐのをOKにしてください。

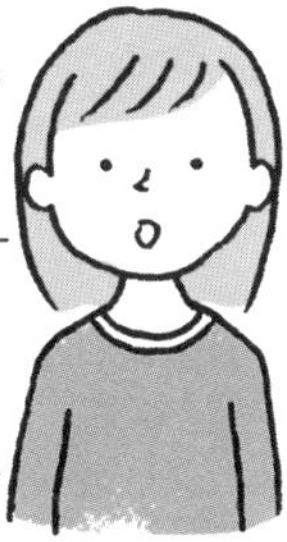

コミュニケーション

わかりやすい言葉、短い言葉で話しかけてください。
やることを具体的に伝えてください。
手伝ってほしいと言えないので、困っているときは助けてください。

こだわり

偏食➡強制はしないでください。
牛乳は大嫌いです。

触覚過敏➡手が汚れたときに手を拭くのを認めてください。

不安やイライラ

大きい音、汚れ、失敗、興味がないことをする。
不安があるときは叫ぶ。
➡本人が思っているであろうことを言葉にしてください。
クールダウン時は部屋を替えてください。

できるだけコンパクトに!

5-8 友だちや保護者に発達障害のことを伝えるか

ほかの子どもや保護者に伝えるか

保護者にはいろいろな方がおられますし、発達障害であることがわかることで、悲しいことですが、「あの子はほかの子とは違う子」として遇されることも実際にあります。

一方、発達障害であることがわかることで、周囲の理解を得られやすくなるという側面もあります。

診断名ではなく特徴を伝える

自閉症スペクトラム、ＡＤＨＤ等の診断名を伝えると診断名だけがひとり歩きする可能性があるのでためらいます。

むしろ子どもの特徴として、たとえば「うちの子は大きな音が苦手なので運動会のピストルの音にビックリしちゃうのよ」などの形で伝えるのがいいと私は考えています。

診断名ではなく、特徴を伝えるのです。

具体的な関わり方や対応法を伝える

ことばだとわからないので絵を描いて教えてあげてほしい、大きい音が苦手だから音楽集会には参加しない、など、特性ゆえにどういう配慮をお願いしたいか、学校がどういう配慮をしているのか、を具体的に伝えましょう。子どもにどう関わればいいのかがわかると、友だちも保護者も安心する部分があります。

「なんで○○ちゃんだけ特別扱いなの？ ずるい」というほかの子どものモヤモヤにも応えることになります。

子どもが困ったことをしたら

友だちをたたいたり、嚙んだりする、友だちの物を壊す等があります。そういうときは自分（親）に言ってほしいと、周囲にお願いしておきましょう。

子どもが困ったことをしたら親としてきちんと対応すると表明しておくと、何かあったときにも話し合えると思ってほかの子の保護者は安心します。

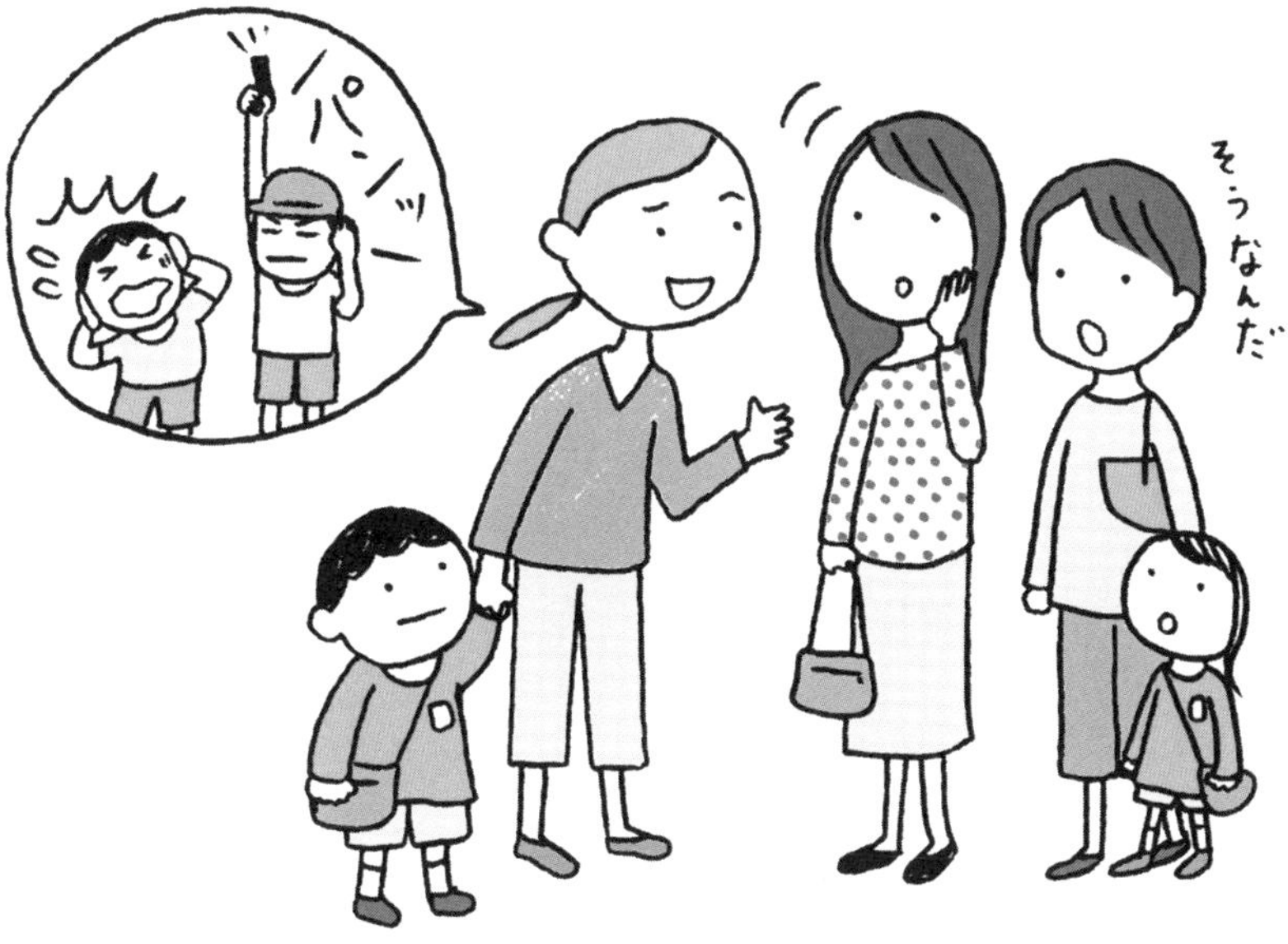

5-9 いじめや不登校にどう対応するか

いじめや不登校に早い段階で気づくには

発達障害のある子には、いじめの「ターゲット」になりやすい特徴があることが多く、実際、発達障害のある子の30％弱がいじめられた経験があるという報告もあります（注4）。

不登校も多く、不登校児の25％が発達障害のある子ともされます（注5）。

いじめや不登校の兆候に早い段階で気づくには、ふだんから子どもをよく見て、表情、食事量、イライラや不眠、便秘、落ち着かない様子などに注意しておくことです。

そしてこれらの問題に早期に対処するには、困ったら相談して親子で解決する習慣があることがとても大事です。小さいころから心がけてほしいと思います。

気をつけたいのは、発達障害のある子は自分の状況を客観的に見られないために、いじめをいじめだと感じないことがあるということです。「嫌なことを言われる」「たたかれる・蹴られる」「モノを盗られる」といったことがあったら保護者に言うようにと話しておきましょう。

入浴時に身体にあざなどがないか、それとなく確認しましょう。

学校の対応を求める

いじめや不登校に対して学校は「指導に取り組む実効性ある体制を確立する必要がある」とされています（文部科学省通知）。

学校に対応を求めましょう。

その際、①最初に事実確認をすること、②最初から怒るのではなく、相談したい、よい方法を探したいというスタンスで臨むこと、が大事ではないかと私は思います。

担任教師の無理解からくる言動が、いじめや不登校につながっている場合もあります。事案によって、担任、学年主任、特別支援教育コーディネーター、養護教諭、スクールカウンセラー、教頭、校長等のなかで、誰に最初に話すかを考えます。

相談しても対応がされなければほかの先生に助言を求めます。

学校の対応が十分でないと思う場合には、教育委員会に相談します。

医師の見立てを聞く

不登校が6ヵ月以上続いたり、深刻な精神症状があるときは、児童精神科か心療内科の受診を考えます。すでに通院している場合は担当医に状況を話します。

子どもの不登校やひきこもりの原因（いじめなのか、自閉症スペクトラムやADHDの症状からくるものか、親からの分離不安障害や極端に恥ずかしがる社交不安障害か、うつか）などを検討します。

不登校の直接の原因はいじめでも、根本に別の要因があることもあります。適切な対応には、根本的原因について専門家の見立てが必要です。

Column

インクルーシブ教育

インクルーシブとは英語で「包み込む」という意味です。

障害があってもなくても、それぞれが適切な配慮（合理的配慮）を受けながら、すべての子どもが通常学級で平等に学ぶことができる教育を、インクルーシブ教育といいます。

インクルーシブ教育は、①障害のある子の教育の機会を保障し、定型発達児との関係を築く、②コミュニケーション能力や生活能力の向上、③定型発達児が多様な人を理解し、思いやりや優しさ、利他的な行動を経験するという意義があります。

一方、①発達障害のある子へのいじめ、発達障害のある子が劣等感や引け目を感じる、②定型発達の子が「お世話係」にされて重圧に感じる、などのリスクもあります。

完全なインクルーシブ教育は実現可能です。イタリア、フィンランド、アメリカ、カナダなどでは、「すべての」障害のある子が定型発達の子と完全に同じ教室で個々に合わせた工夫をしながら、学んでいる学校があります。

しかし、日本の状況はそこからは程遠いです。

障害者差別解消法で通常学級における合理的配慮が義務化されても、実際はすべての障害のある子が通常学級で学べる状態ではありません。事実、同法施行後も通常学級以外に在籍している子どもの数は、年々増えています。

完全なインクルーシブ教育を行うには、設備や教室内の工夫などのハード面の整備、保育士・教師等の発達障害に関する知識や支援技術の獲得など、多くの課題をクリアする必要がありますが、それは不可能ではありません。

インクルーシブ教育をめざすかどうかは、結局は「障害があるなしにかかわらず弱いところを助け合う社会」をめざすかどうかという社会の意志の問題だと私は思います。

合理的配慮の義務化はそのような社会の構築への第一歩であり、今後、インクルーシブな考え方が広がることを望むものです。

あとがき　改めて療育って何だろう

　これまで「療育」というと、めざすべき「普通」の状態があって、そこに到達するように訓練することだとされてきたように思います。しかし、今やその考え方は大きく変わってきています。

　発達障害のある子のなかの「自分らしさ」をみつけて、彼らが自分らしく生きられるように助ける、それが療育だと考えられるようになってきたのです。

「発達支援」＝その子の本来の発達を支援するということばにも、その考え方が表れています。

子どもが「自分らしさ」をみつけるには「自分は自分でいいんだ」と思える日常が必要です。それには周囲との良好な関係が必要です。「こう生きたい」という願いを持つには「これをやって楽しかった」という良い経験が必要です。

　しかし、発達障害のある子は、その特性ゆえになかなか良い関係や良い経験を得られません。叱られ続け、自尊心が傷つくなかで、自分らしさやこう生きたいという思いは生まれません。だから専門職の知識と経験が必要になります。

　専門職は子どもの特性の理解の下にセラピーを行い、子どもと良い関係を築き、子どもが楽しい、生きていて嬉しいという良い経験ができるようにしていきます。

同時に保護者や関係者は、専門職に子どもの理解と対応を教わることで、子どもに良い関係や良い経験を与えていけるようになります。

こうして保護者や関係者を含めて、子どもに関わるすべての大人が子どもに良い関係と良い経験を与えるようになる。その営みの総体が療育なのです。

療育をこのようにとらえたとき、大事なことがあります。

それは保護者を応援し支えることです。

子どもを支援するには、発達障害のある子との大変な暮らしのなかで子どもに向き合い続ける保護者を応援し支えなくてはならない。

このことは私が多くの保護者の方とお会いするなかで、強く感じてきたことです。

保護者を支える。それも療育の一部だと私は思います。

本書を書くきっかけをくださった、お茶の水女子大学名誉教授の医学博士・榊原洋一先生には、執筆にあたり多大なご協力とあたたかい励ましをいただきました。心より感謝申し上げます。

原　哲也

【付録】発達障害支援関係 根拠法　所管庁　①

主たる根拠法令	所管省庁	施設・機関等	所管（事業名）
児童福祉法	厚生労働省	児童発達支援事業所	市区町村 （障害児通所支援事業）
		児童発達支援センター（福祉型）	
		児童発達支援センター（医療型）	
		放課後等デイサービス	
		保育所等訪問支援事業	
		障害児入所施設（福祉型・医療型）	都道府県 （障害児入所支援事業）
		児童相談所・児童相談センター	都道府県
発達障害者支援法		発達障害者支援センター	都道府県
児童福祉法		保育所	市区町村子ども関係課
学校教育法	文部科学省	幼稚園	市区町村
		小中学校	
		高等学校	都道府県
		特別支援学校	

【付録】発達障害支援関係 根拠法　所管庁　②

主たる根拠法令	所管省庁	施設・機関等	所管（事業名）
厚生省（当時）通知「特別保育事業の実施について」	厚生労働省	子育て支援センター	市区町村
地域保健法		保健所・保健センター	都道府県、政令指定都市、中核市その他の政令で定める市又は特別区
障害者総合支援法		日中一時支援事業	市区町村（地域生活支援事業）
		自立支援医療費	市区町村
独立行政法人福祉医療機構法		障害者扶養共済制度	都道府県・指定都市
社会福祉法		福祉事務所	都道府県・市区町村
障害者雇用促進法		地域障害者職業センター	独立行政法人高齢・障害・求職者雇用支援機構
		障害者就業・生活支援センター	都道府県
厚生省（当時）通知「療育手帳制度について」		療育手帳関係	都道府県・指定都市
精神保健福祉法		精神障害者保健福祉手帳関係	都道府県・指定都市
特別児童扶養手当等の支給に関する法律		特別児童扶養手当（特児）	市区町村
		障害児福祉手当	市区町村
特別支援学校への就学奨励に関する法律	文部科学省	特別支援教育就学奨励費	都道府県
国民年金法、厚生年金保険法等	厚生労働省	障害基礎年金	市区町村

注釈・参考文献一覧

注釈

4章

P111 注1 石田徹「高機能広汎性発達障害の中学生をもつ親の抑うつへの影響要因：児童精神科での医療支援を受けている児の父母に着目して」『小児保健研究』76（3）、pp258-264、2017

P114 注2 梅永雄二監修『発達障害の子の健康管理サポートブック』講談社、2017

P117 注3 有賀道生「発達障害と少年非行・犯罪」『精神科治療学』VOL29増刊、38、2014

5章

P148 注4 榊原洋一「発達障害の子どもといじめ」CRN所長ブログ、2016

P148 注5 齊藤万比古監修『ひきこもり・不登校から抜けだす！』日東書院本社、2013

参考文献（五十音順）

氏家享子　「発達障害児本人への診断名告知について考える」『東北福祉大学研究紀要』第42巻、pp95－110、2018

内山登紀夫監修　『こんなとき、どうする？　発達障害のある子への支援』①～③　ミネルヴァ書房、2009

梅永雄二監修　『発達障害の子の健康管理サポートブック』　講談社、2017

梅永雄二監修　『15歳までに始めたい！　発達障害の子のライフスキル・トレーニング』　講談社、2015

北出勝也監修　『発達の気になる子の　学習・運動が楽しくなる　ビジョントレーニング』　ナツメ社、2015

木村順監修　『発達障害の子の感覚遊び・運動遊び』　講談社、2010

木村順　『保育者が知っておきたい　発達が気になる子の感覚統合』　学研教育みらい、2014

キャロル・グレイ　『発達障害といじめ』服巻智子訳　クリエイツかもがわ、2008

黒田美保　『公認心理師のための発達障害入門』　金子書房、2018

齊藤万比古監修　『ひきこもり・不登校から抜けだす！』　日東書院本社、2013

榊原洋一　『図解　よくわかるＡＤＨＤ』　ナツメ社、2008

榊原洋一　『図解　よくわかる発達障害の子どもたち』　ナツメ社、2011

榊原洋一　『最新図解　ＡＤＨＤの子どもたちをサポートする本』　ナツメ社、2019

塩川宏郷監修　『親子で乗り越える思春期の発達障害』　河出書房新社、2016

杉山登志郎監修　『発達障害のある子どもができることを伸ばす！（幼児編）』　日東書院本社、2011

杉山登志郎監修　『発達障害のある子どもができることを伸ばす！（学童編）』　日東書院本社、2011

杉山登志郎監修　『発達障害のある子どもができることを伸ばす！（思春期編）』　日東書院本社、2013

田中康雄『「発達障害」だけで子どもを見ないで　その子の「不可解」を理解する』SB新書、2019
田中康雄監修『発達障害の子どもの心と行動がわかる本』西東社、2014
藤川洋子『発達障害と少年非行―司法面接の実際』金剛出版、2008
本田秀夫監修『自閉症スペクトラムがよくわかる本』講談社、2015
本田秀夫・植田みおり『女性の発達障害サポートブック』ナツメ社、2019
本田秀夫監修『発達障害がよくわかる本』講談社、2018
三田地真実・岡村章司『応用行動分析入門ハンドブック』金剛出版、2019
宮尾益知監修『女性のADHD』講談社、2015
宮尾益知監修『ASD、ADHD、LD　女の子の発達障害』河出書房新社、2016

●ホームページ

厚生労働省、文部科学省
一般社団法人日本音楽療法学会、一般社団法人日本作業療法士協会、日本感覚統合学会

［著者］
原　哲也（はら　てつや）
言語聴覚士・社会福祉士。一般社団法人WAKUWAKU PROJECT JAPAN代表理事。1966年生まれ、千葉県出身。明治学院大学社会学部社会福祉学科卒業、国立身体障害者リハビリテーションセンター学院・聴能言語専門職員養成課程修了。カナダ、東京、長野の障害児施設等で勤務。2015年に『発達障害のある子の家族を幸せにする』ことを志に、一般社団法人WAKUWAKU PROJECT JAPANを長野県諏訪市に設立。児童発達支援事業所『WAKUWAKUすたじお』を運営し、幼児期の療育などを行い、これまでに5000件以上の相談に対応。著書に『発達障害のある子と家族が幸せになる方法：コミュニケーションが変わると子どもが育つ』（学苑社）。

編集　古川貴恵（オフィス303）
装幀　倉科明敏（T. デザイン室）
ブックデザイン　中富竜人
イラスト　坂木浩子

発達障害《はったつしょうがい》の子《こ》の療育《りょういく》が全部《ぜんぶ》わかる本《ほん》　こころライブラリー

2021年 1月26日　第1刷発行
2023年10月10日　第7刷発行

著　者　原《はら》 哲也《てつや》
発行者　髙橋明男
発行所　株式会社 講談社
〒112-8001　東京都文京区音羽2-12-21
電　話　編集　03-5395-3560
販売　03-5395-4415
業務　03-5395-3615

KODANSHA

印刷所　株式会社新藤慶昌堂
製本所　株式会社若林製本工場

ISBN 978-4-06-521807-5 N.D.C.378 159p 21cm